超声引导下肌骨介入治疗图解

〔日〕后藤英之 主编

伍伟佳 译

赵晖 主审

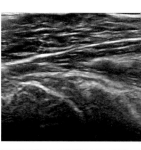

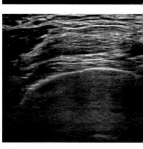

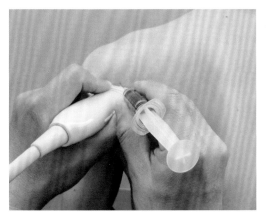

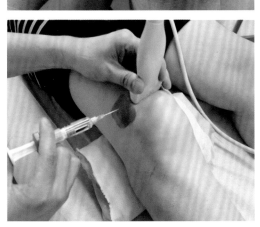

U0239981

北京科学技术出版社

Authorized translation from the Japanese language edition, entitled
迷わず打てる関節注射・神経ブロック

ISBN: 978-4-7581-1863-7
編集：後藤英之

「迷わず打てる関節注射・神経ブロック」後藤英之／編
Copyright © 2019 by YODOSHA,CO.,LTD.
All rights reserved.
Original Japanese edition published in 2019 by YODOSHA, CO., LTD.

著作权合同登记号　图字：01-2021-2758

图书在版编目（CIP）数据

超声引导下肌骨介入治疗图解 /（日）后藤英之主编；
伍伟佳译 . — 北京：北京科学技术出版社，2022.5
　　ISBN 978-7-5714-1747-5

　　Ⅰ . ①超… Ⅱ . ①后… ②伍… Ⅲ . ①超声应用—肌
肉骨骼系统—疾病—介入性治疗—图解 Ⅳ . ① R680.5-64

中国版本图书馆 CIP 数据核字 (2021) 第 167968 号

责任编辑：尤玉琢
责任校对：贾　荣
责任印制：吕　越
封面设计：申　彪
出 版 人：曾庆宇
出版发行：北京科学技术出版社
社　　址：北京西直门南大街 16 号
邮政编码：100035
电　　话：0086-10-66135495（总编室）　　0086-10-66113227（发行部）
网　　址：www.bkydw.cn
印　　刷：北京宝隆世纪印刷有限公司
开　　本：787 mm × 1092 mm　1/16
字　　数：300 千字
印　　张：14.25
版　　次：2022 年 5 月第 1 版
印　　次：2022 年 5 月第 1 次印刷
ISBN 978-7-5714-1747-5

定　　价：220.00 元

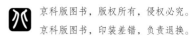

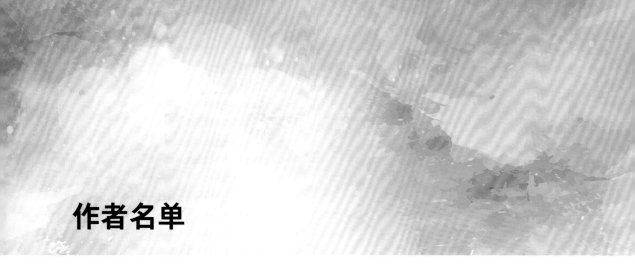

作者名单

编集

后藤英之　　　至学馆大学健康科学部健康运动科学科

作者（按章节顺序排序）

后藤英之　　　至学馆大学健康科学部健康运动科学科

杉浦健之　　　名古屋市立大学大学院医学研究科麻醉科学、重症治疗医学学科

森原　彻　　　丸太町康复诊疗所

中濑顺介　　　金泽大学整形外科

木村裕明　　　医疗法人筋膜研究会木村疼痛诊疗所

黑泽理人　　　痛点治疗院

小林　只　　　弘前大学医学部附属医院综合诊疗部

土屋笃志　　　名铁医院整形外科

岩仓菜穗子　　东京女子医科大学整形外科

吉田真一　　　吉田整形外科诊疗所

渡边宣之　　　公立陶生医院整形外科中央康复部

根井　雅　　　帝京大学运动医学中心

笹原　润　　　帝京大学运动医学中心

臼井要介　　　水谷疼痛诊疗所

大越有一　　　警友医院麻醉科

草间宣好　　　名古屋市立大学大学院医学研究科麻醉科学、重症治疗医学学科

太田晴子　　　名古屋市立大学大学院医学研究科麻醉科学、重症治疗医学学科

简介

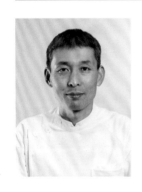

后藤英之（Hideyuki Goto）

至学馆大学健康科学部健康运动科学科教授

1990 年　毕业于名古屋市立大学医学部

1997 年　匹兹堡大学运动医学中心

2002 年　名古屋市立大学整形外科

2018 年至今：

日本整形外科学会专科医生，日本超声医学会专科医生（运动系统）

日本运动协会认证运动医学专科医生，日本风湿学会风湿科专科医生

日本残疾人运动协会认证残疾人运动医学专科医生，美国体能训练专家（专业领域：肩、肘关节外科和运动医学科）

临床研修后，将运动医学作为专业志向，留学回国后在运动整形外科工作，在日常诊疗中使用超声技术，将正确诊断和低侵袭性治疗（即介入放射学）作为研究目标。

序　言

　　如今，在治疗运动系统疾病的过程中，为达到镇痛、组织修复、缓解紧张等效果，需要采用局部注射的治疗方法。一方面，随着对筋膜（fascia）疼痛及经典绞窄部位以外的末梢神经损伤等新的认知的增加，运动系统疾病中需要注射治疗的适应证不断增多，注射部位也变得多样化。另一方面，目标注射部位的范围狭小，这就要求注射必须非常精准。因此，运动器官疾病的治疗师必须在精通解剖学知识的基础上熟练掌握注射技术。

　　本书提供了关于这方面的实际操作技术讲解，以供医生学习如何在临床上针对各种症状进行快速、有效的注射治疗。同时，近年来，超声波断层诊断设备也在运动系统疾病的诊疗中得以普及并且应用于注射治疗（超声引导下注射）中。本书将详细讲解在超声引导下的注射技术。当然，也会介绍在没有超声引导时如何最大限度地给予注射治疗的方法（体表标记法）。

　　本书第 1 章阐述了注射技术的基本操作。第 2 章主要讲述针对关节及最近逐渐受到重视的关节外组织注射治疗的最新知识。第 3 章中麻醉专家将详细介绍在进行运动系统的局部麻醉时，针对不同疾病如何选择合适的局部麻醉方法。

　　希望本书对今后的临床诊疗能有巨大的帮助。

至学馆大学健康科学部健康运动科学科

后藤英之

2019 年 10 月

目　录

第 1 章　注射技术的基本操作

1　器材（注射器、注射针）及消毒方法·······························　2

2　药物的选择···　5

3　安全注射的应对方法
　　　局麻药全身毒性反应（LAST）的预防和治疗 ················　9

4　超声引导下的注射要点···　18

第 2 章　关节和关节周围组织的注射

基础

1　肩关节及肩关节周围组织的注射疗法·······························　22

2　膝关节和膝关节周围组织的注射疗法·······························　29

进阶

3　颈部、颈椎周围组织的注射疗法··　39

4　肘关节和肘关节周围组织的注射疗法·································　63

5　手、指关节和手关节周围组织的注射疗法 ·······················73

6　腰部、臀部的注射疗法及诊察法
　　　与病症相应的注射部位的选择 ··　83

7　髋关节和髋关节周围组织的注射疗法·································　109

8 踝关节和踝关节周围组织的注射疗法 ······················· 120

专题

超声引导下筋膜液体松解总论 ······························· 129

第 3 章　运动系统疾病的神经阻滞

上肢

1 斜角肌入路的臂丛神经阻滞 ······························· 138
2 腋窝入路的臂丛神经阻滞 ································· 145
3 上肢选择性感觉神经阻滞 ································· 151

下肢

4 股神经阻滞 ·· 166
5 收肌管阻滞 ·· 176
6 股外侧皮神经阻滞 ····································· 182
7 髂筋膜下阻滞 ·· 187
8 坐骨神经阻滞 ·· 192
9 足部阻滞 ··· 209

索引 ·· 218

第1章

注射技术的基本操作

1 器材（注射器、注射针）及消毒方法

后藤英之

1.1 注射器

根据药液剂量选择使用不同容量的一次性注射器。

一般情况下我们选用容量为 1ml、2ml、5ml、10ml、20ml 的注射器，当穿刺大量关节积液时则需要使用 30ml 或 50ml 的注射器（图 1-1）。在手指和脚趾这样的部位行微量注射时可使用 1ml 的注射器，在肩关节、膝关节等较大关节内注射时可选择使用 5ml 或 10ml 的注射器。

1.2 注射针

注射针有不同的长度和粗细可供选择，根据内径（口径）的不同，针头底部具有不同的颜色标识，同时长度也有标记（图 1-2）。

针越细穿刺时疼痛越轻，但针过细也有一些缺点，比如由于注入压较高造成注射时间较长、在超声引导时注射针显示不清、在给关节腔和滑囊注射时需要依赖注射抵抗感指导操作时无法确切感知这种抵抗感。因此，为了尽量减轻注射时的痛感，可在可行的范围内选择较细的注射针，并且快速进针和出针。

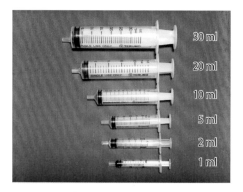

图 1-1 ● 关节注射、局部注射用注射器

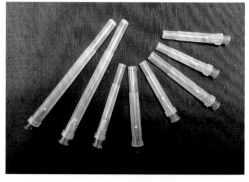

图 1-2 ● 关节注射、局部注射用注射针
从右起依次为 27G、25G、24G、23G、22G、18G、23G、22G 的注射针，注射针的内径不同，针头底部具有不同的颜色标识。

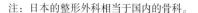

注：日本的整形外科相当于国内的骨科。

1.3　消毒和注射的方法

❶ 消毒时用酒精棉充分擦拭注射部位（图 1-3a）。

❷ 用 10% 聚维酮碘或含有乙醇的 1% 盐酸氯己定以注射部位为中心自内向外涂抹（图 1-3b）。

❸ 为了能够充分灭菌，消毒液须在涂抹后静置 1 分钟以上。

❹ 注射时避免触摸注射部位（图 1-3c）。

❺ 注射后用硫代硫酸钠、乙醇等消毒液擦拭，再用无菌创可贴和无菌纱布保护注射部位（图 1-3d）。

1.4　注射后医嘱

- 注射当日防止汗液和皮肤污物污染注射部位，注射部位要保持清洁。
- 注射当日禁止盆浴。
- 若注射部位出现与平时不同的剧烈疼痛、肿胀、发热，或出现全身发热症状，请立即与医院联络。

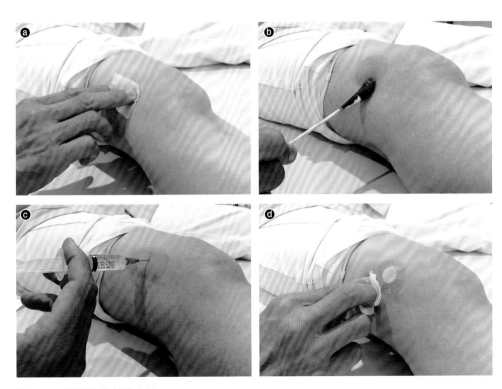

图 1-3 ● 消毒和注射的方法

✎ 要点

关节注射引起感染的风险

据报道，关节注射引起感染的概率为 0.001%~0.007%[1-2]，这并不是一个高感染率，但是由于关节注射是门诊诊疗中使用频率非常高的操作，所以预防由此引起的感染非常重要。注射后引起感染的常见细菌一般为金黄色葡萄球菌（staphylococcus aureus）。另外，也有如肩关节这样离腋窝近的部位被痤疮丙酸杆菌（propionibacterium acnes）感染的报道[3]。

消毒液的选择

10% 聚维酮碘对于蜡样芽孢杆菌（bacillus cereus）这类有芽孢的菌群广谱抗菌，因此非常推荐将其用于关节注射消毒[4]。同时要注意，为了获得充分的灭菌效果，涂抹消毒液后须静置 1 分钟以上再进行后续操作。

无接触式操作

就感染路径来说，患者的注射部位与医生手指的正常菌群的接触感染最多见，因此对注射部位与医生手指都需要做好针对性的防护。从预防感染的角度来说，建议不要接触注射部位或者戴好无菌手套进行注射，尤其是神经阻滞和超声引导下注射时，需进行较长时间的操作，推荐使用无菌手套。

对计划手术的患者的注射

对于有手术计划的患者来说，注射可增加术后感染的风险（有报道称，在行人工膝关节置换术前 3 个月内、肩袖断裂手术前 1 个月内进行注射感染率增高）[5-6]。所以建议在决定手术后立即中止对手术部位的注射治疗。

参考文献

［1］ Hollander JL:Intrasynovial corticosteroid therapy in arthritis. Md State Med J, 19:62-66, 1970

［2］ Gray RG, et al:Local corticosteroid injection treatment in rheumatic disorders. Semin Arthritis Rheum, 10:231-254,1981

［3］ Hsu JE, et al:Propionibacterium in Shoulder Arthroplasty:What We Think We Know Today. J Bone Joint Surg Am,98:597-606, 2016

［4］ 橋本浩司，他：採血部位消毒におけるポビドンヨードの有効性について．日本輸血学会雑誌，45:20-25, 1999.

［5］ Richardson SS, et al:Comparison of Infection Risk with Corticosteroid or Hyaluronic Acid Injection Prior to Total Knee Arthroplasty. J Bone Joint Surg Am, 101:112-118, 2019

［6］ Forsythe B, et al:The Timing of Injections Prior to Arthroscopic Rotator Cuff Repair Impacts the Risk of Surgical Site Infection. J Bone Joint Surg Am, 101:682-687, 2019

2 药物的选择

后藤英之

表 1-1 简要介绍了主要部位的注射方法及注射针和药物的选择等，后文将对使用的药物进行说明。

表 1-1 ● 关节注射、局部注射的应用概要

注射部位	疾病	超声引导下注射法	进针部位	注射针的型号	注射部位	使用的药物
肩关节	肩关节周围炎 肩峰下滑囊炎 肱二头肌长头肌腱炎 肩袖断裂 变形性肩关节炎	平面内法 平面外法	肩关节前外侧 肩关节前方 肩关节后方	22G、23G	肩峰下滑囊 肩肱关节 肱二头肌长头 肌腱	局部麻醉药 透明质酸 类固醇
膝关节	变形性膝关节炎 关节风湿病	平面内法 平面外法	膝关节近端外侧	22G、23G	髌上囊外侧	局部麻醉药 透明质酸 类固醇
髋关节	变形性髋关节炎 髋关节唇损伤	平面内法 平面外法	髋关节远端前外侧	20G、22G、23G	股骨颈前方	局部麻醉药 透明质酸 类固醇
踝、肘关节	变形性肘关节炎	平面内法 平面外法	关节正上方	23G、24G	关节间隙	局部麻醉药 透明质酸 类固醇
手关节	变形性关节炎 关节风湿病	平面内法 平面外法	关节正上方	24G、25G、27G	关节间隙	局部麻醉药 透明质酸 类固醇
椎间关节 骶髂关节	椎间关节病 骶髂关节性腰臀部疼痛	平面内法 平面外法	关节正上方	23G	关节间隙 关节囊 关节周围韧带组织	局部麻醉药 类固醇 生理盐水 碳酸氢钠林格液
腱鞘内	指屈肌腱狭窄性腱鞘炎 桡骨茎突狭窄性腱鞘炎	平面内法 平面外法	肌腱正上方	24G、25G、27G	腱鞘内	局部麻醉药 透明质酸 类固醇
肌腱附着点 肌腱内部	肱骨外上髁炎 肱骨内上髁炎 膝盖腱炎 跟腱炎 足底筋膜炎	平面内法	肌腱正上方	23G、24G、25G	肌腱损伤部位 肌腱变性部位 血流增加部位	局部麻醉药 透明质酸 类固醇

2.1 局部麻醉药

即时镇痛主要选用短时间作用型药物利多卡因、丁哌卡因，术后镇痛可选用长时间作用型药物甲哌卡因。

其他的一些局部麻醉药如水杨酸钠待布卡因合剂，对症状性神经痛、肌肉痛、肩关节周围炎都很适用。这些药物，如待布卡因，通过对感觉神经向心性传导抑制，水杨酸钠通过抑制前列腺素产生，溴化钙通过降低中枢神经系统对刺激的感受而达到抗炎、解热、镇痛的作用。

2.2 类固醇药物（表1-2）

类固醇药物是常见的抗炎药物。按照甲泼尼龙、曲安奈德、地塞米松、倍他米松的效价依次增高，同时抗炎能力也越来越强。另外，曲安奈德、地塞米松、倍他米松属于长时间作用型药物，对关节炎、滑囊炎、腱鞘炎、钙化性肌腱炎、肌腱附着处炎症效果显著[1]。

但是，同时我们也要注意类固醇药物的副作用（表1-3）。糖尿病患者进行局部注射时有血糖升高的风险，应避免频繁地注射类固醇药物[2]。

表1-2●类固醇药物的作用时间和相对效价

作用时间	半衰期	类固醇药物	相对效价	1安瓿的容量
短时间作用型	8~12小时	氢化可的松	1	100mg
中长时间作用型	12~36小时	泼尼松	4	10mg
		甲基丙烯酰胺	5	20mg
长时间作用型	36~54小时	曲安奈德	5	40mg
		地塞米松	25	1.65mg
		倍他米松	25	2mg

表1-3●类固醇药物注射引发的各种副作用的比例

症状	比例
关节炎恶化（考虑类固醇结晶）	2%~10%
感染	0.001%
其他，如脂肪组织、皮肤萎缩，类固醇关节炎，肌腱断裂	＜1%

2.3 透明质酸制剂（表1-4）

向关节内注入透明质酸可作用于软骨细胞、滑膜细胞，促进软骨细胞的增殖和软骨基质的产生，同时也具有抗炎的作用，还可以减小活动时肌腱和滑囊间的摩擦阻力[3-4]。日本的 ARTZ 和 Suvenyl 两款透明质酸用于变形性膝关节病、肩关节周围炎、关节风湿病时，在保险适用范围内，各分子量的制剂均可购入。

膝关节炎、肩肱关节炎、肩峰下滑囊炎、肱二头肌长头腱鞘炎的注射治疗也在保险适用范围内，但是其他部位的注射治疗均不在保险适用范围内。在海外，除膝、肩关节以外，髋关节和踝关节注射治疗的疗效也获得了肯定[5-7]。

表 1-4 ● 透明质酸制剂的分子量、容量、适应证和注射次数

名称	分子量	容量	适应证	注射次数
精制透明质酸钠	50 万 ~120 万	25mg	变形性膝关节病 肩关节周围炎 关节风湿性膝关节痛	1 周内连续 5 次，可根据症状增减次数
	150 万 ~390 万	25mg		
透明质酸钠交联聚合物及乙烯基砜交联透明质酸钠交联聚合物	600 万以上	16mg	变形性膝关节病	原则上 1 周内连续 3 次为 1 个疗程

2.4 生理盐水注射

近年来，注射生理盐水进行筋膜液体松解治疗（hydrorelease）也不断地被推广使用[8]。目前在日本单独进行生理盐水局部注射并未被纳入保险，需向患者说明后再行此治疗。通过观察注射后疗效的差异可判断具体的疼痛部位。行神经剥离治疗时对周边组织注射生理盐水也是有效避免由局部麻醉药引起的运动神经麻痹的有效手段。

2.5 药剂容器

药剂一般装在安瓿或玻璃药瓶里，再通过注射器抽出使用（图 1-4），但部分透明质酸和局部麻醉药是在制药厂生产时已经事先装在注射器里的载药式制剂（图 1-5），这样可以降低感染的风险。在调整注射剂量的同时迅速注射，可简化药剂管理流程。

2.6 注射的次数和间隔时间

疼痛较剧烈的时期 1~2 周注射 1 次，疼痛改善和可活动范围扩大后可减少注射次数；反之，当疗效不理想时不应继续此注射方式，而应根据情况，考虑采用其他注射法并调整注射部位。在进行康复训练前采用注射疗法有利于运动疗法的顺利实施。

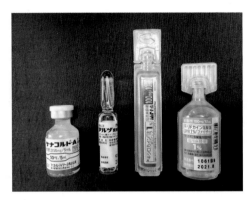

图 1-4 ● 关节注射、局部注射所使用的药剂
从右到左依次为局部麻醉药利多卡因、局部麻醉药塞罗卡因、透明质酸制剂、类固醇药物曲安奈德。

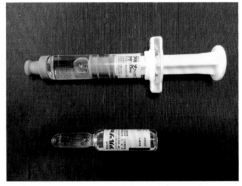

图 1-5 ● 载药注射器
为便于注入药液，透明质酸制剂的载药注射器的凸缘较宽。注射器下方是安瓿制剂，在微量注射时或与麻醉药混合时使用。

 要点

局部麻醉药引起软骨溶解的报道

　　目前有对于在关节内进行持续局部麻醉药注射后引起关节溶解的病例的报道[9]。单次注射的影响尚不明确，但应避免为术后镇痛而留置关节内导管进行持续注射。

参考文献

［1］ Shin SJ & Lee SY: Efficacies of corticosteroid injection at different sites of the shoulder for the treatment of adhesive capsulitis. J Shoulder Elbow Surg, 22: 521-527, 2013

［2］ Stephens MB, et al: Musculoskeletal injections: a review of the evidence. Am Fam Physician, 78：971-976, 2008

［3］ Asari A, et al: Molecular weight-dependent effects of hyaluronate on the arthritic synovium. Arch Histol Cytol，61: 125-135, 1998

［4］ 山本龍二，他：肩関節周囲炎に対するヒアルロン酸ナトリウム（SPH）の比較臨床試験. 臨床薬理，19: 717-733, 1988

［5］ Lim TK, et al: Intra-articular injection of hyaluronate versus corticosteroid in adhesive capsulitis. Orthopedics, 37: e860-e865, 2014

［6］ Salk RS, et al: Sodium hyaluronate in the treatment of osteoarthritis of the ankle: a controlled, randomized, double-blind pilot study. J Bone Joint Surg Am, 88: 295-302, 2006

［7］ Bowman S, et al: Recent advances in hyaluronic acid based therapy for osteoarthritis. Clin Transl Med, 7: 6, 2018

［8］ 「解剖・動作・エコーで導く Fascia リリースの基本と臨床 —筋膜リリースから Fascia リリースへ」（木村裕明，他／編），pp57-72，文光堂，2017

［9］ Gulihar A, et al: Articular cartilage and local anaesthetic：A systematic review of the current literature. J Orthop, 12: S200-S210, 2015

3 安全注射的应对方法
局麻药全身毒性反应（LAST）的预防和治疗

杉浦健之

3.1 前言

为顺利地对肌肉骨骼系统进行疼痛治疗以及对运动系统进行康复治疗，医生通常会使用局部麻醉药进行神经阻滞和局部注射。虽然这种治疗手段较少引发神经系统合并症，非常安全，但也有其引起血肿、感染、全身痉挛等重度并发症以致截瘫和死亡的病例的报道[1-2]。为安全地进行注射，不能对准备工作和应对措施掉以轻心。

3.2 LAST

A. 什么是 LAST

因给予局部麻醉药后血药浓度上升所致的各种全身性有害反应（痉挛、心搏骤停等）称为局麻药全身毒性反应（local anesthetic systemic toxicity, LAST）。

B. 局部麻醉药的结构和药理作用

局部麻醉药主要以芳香环、中间链、氨基团为三大基本结构。根据中间链的不同又分为酰胺类和酯类两类。酰胺类是将酯类的结合酯的中间链置换成结合酰胺类的中间链，从而增强了组织渗透性和稳定性，成为现在广泛使用的合成麻醉药。

局部麻醉药通过对神经细胞细胞膜上的钠通道的非特异性阻滞使神经细胞不产生和传导活动电位。但由于对钾、钙通道等的阻滞也具有非特异性，这就使末梢神经以外的各种细胞膜的活动均受到影响，以致出现各种不同的临床症状。

C. 局部麻醉药的特征（表 1-5）

局部麻醉药与血浆中的糖蛋白及白蛋白结合，使其疏水性增加，由此蛋白结合型药物才能穿过细胞膜，在细胞内变为自由碱基（未结合蛋白），然后与细胞质侧的钠通道蛋白受体结合，使钠通道被阻滞。

表 1–5 ● 酰胺类局部麻醉药的特征和最大剂量

药物名称	蛋白结合率	解离常数 （pKa，25℃）	脂溶性 （pH 7.4）	分配系数	单次最高剂量*
盐酸利多卡因	64%	7.9	336	43	5mg/kg（250mg） 7mg/kg（含 AD）
盐酸甲哌卡因	78%	7.6	130	21	7mg/kg（350mg）
盐酸丁哌卡因	96%	8.1	3420	346	3mg/kg（150mg）
盐酸罗哌卡因	94%	8.1	775	115	3mg/kg（150mg）
左旋丁哌卡因	93%	8.2	—	346	3mg/kg（150mg）

注：*按 50kg 换算。

在酸中毒时，药物与蛋白质的结合减少，自由碱基增加。由于自由碱基是具有药理学活性的成分，因而很容易对中枢神经和心脏产生影响。蛋白结合率高的局部麻醉药不容易从通道受体上脱离，因而作用开始时间延长。另外，脂溶性越高，细胞通透性越强，与钠通道蛋白的脂溶性部位结合力便越强，水解和代谢较慢，效价高，作用时间长。

酯类麻醉药进入血液后在血浆中被假性胆碱酯酶水解，而酰胺类麻醉药则主要是在肝脏中代谢，失去活性的代谢产物由肾脏排出，而肾功能不全患者应用局部麻醉药时作用不会被延长。

D. LAST 的症状

据报道，实施末梢神经阻滞时发生 LAST 的频率约为 2.5/10000。LAST 可表现为中枢神经系统症状（表 1–6），药物浓度上升[5-6]偶尔会进展为循环衰竭（图 1–6）。

表 1–6 ● LAST 的代表性症状[3-4]

中枢神经系统症状	
初期症状	视觉障碍、听觉障碍、口周麻痹、眩晕、摇晃、不安、兴奋、言语过多、感觉异常、耳鸣、构音障碍、肌肉强直、挛缩
进展期症状	意识丧失、昏睡、全身痉挛
循环系统症状	
血压测定	心肌收缩力减弱和心排血量减少引起血压降低、循环衰竭
心电图	心动过缓、传导被抑制引起 PQ 间期延长或者 QRS 波增宽、快速室性心律失常、心室颤动，心脏停搏

值得注意的是，丁哌卡因在误入血管和被大量给予时会产生严重的心脏毒性，引起痉挛和引起心脏停搏的剂量很接近。加上它对中枢神经系统和心脏的毒性都很强，所以当血药浓度上升时会引起难治性心律失常。

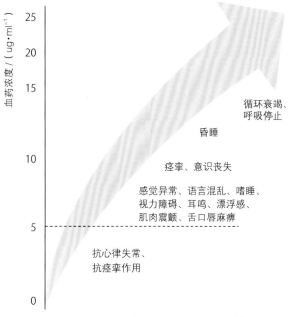

图 1-6 ● 利多卡因血药浓度与全身症状[5-6]

在给药后数分钟到 1 小时内引起循环障碍的原因还有药物过敏反应，应注意与 LAST 的症状相鉴别（参考"⚠陷阱"），多数情况下出现药物过敏反应时会同时出现皮肤和呼吸系统的症状，中枢神经系统症状则较少出现。酰胺类局部麻醉药引起过敏反应的情况较少，但所添加的对羟基苯甲酯有很强的抗原性，是引起过敏反应的原因。

⚠ **陷阱**

谨防未识别的初期症状

局部麻醉后进行手术时，因患者过度紧张、不安会引发过度换气、言语过多、心动过速、无反应等症状。如果是因过敏反应而引起的，会有呼吸困难、乏力、身体不适、低血压，以及由迷走神经反射引起的急性心动过缓、意识模糊等症状，需与 LAST 的初期症状相鉴别。

保持鉴别疾病的意识，进行详细的问诊和观察，对紧张、过敏反应、迷走神经反射引起的症状与 LAST 的初期症状进行鉴别。对于太过紧张的患者，进行说明、安慰后能够缓解其症状，或者谨慎地给予镇静剂也能减轻其症状。过敏反应一般还伴随皮肤发红和皮疹等皮肤症状，而迷走神经反射引起的症状可用硫酸阿托品来缓解。

E. 即时型 LAST 和延迟型 LAST（表 1-7）

造成局部麻醉药的血药浓度上升的原因不同，LAST 症状产生的时机也不同。如果误将局部麻醉药注入血管内，那么血药浓度会很快达到最大值，之后代谢慢慢减少，这时就会发生即时型 LAST，即局部麻醉药注入后血药浓度立刻上升产生的症状[7-9]。

另外，如果局部麻醉药进入周围神经组织，那么首先会在注射部位造成局部药物浓度上升，经周围组织扩散、吸收后再分布到各处，慢慢地进入血管内使血药浓度上升，经代谢后血药浓度降低。在这种情况下就会发生延迟型 LAST，从数分钟到数小时内，血药浓度慢慢到达阈值，进而表现出症状[10-12]。

表 1-7 ●以罗哌卡因为例给药剂量与 LAST 发病的报道

神经阻滞类型		发病 / 分	给药量 /mg	年龄 / 岁	性别	体重 / kg	文献序号
即时型	坐骨神经阻滞	0~1	135	15	女	59	7
	坐骨神经阻滞	0~1	160	76	女	70	8
	腰丛神经阻滞	2	187.5	66	男	100	9
延迟型	臂丛神经阻滞	12	262.5	70	女	49	10
	臂丛神经阻滞	15	400	84	女	50	11
	腹横肌平面阻滞	30	150	25	女	51	12

3.3 LAST 的预防

A. 避免风险的对策

● 遵守最大给药量和限制给药剂量

局部麻醉药的说明书里都会告知最大耐受剂量（见表 1-5），但必须注意的是，由于患者间存在个体差异，局部麻醉药的最大耐受剂量有可能发生变化。酰胺类局部麻醉药需要由肝脏的 P450 酶代谢，在酶活性降低和肝血流不足的状态下（肾脏疾病、肝脏疾病、心脏疾病等），清除时间会延长，导致作用时间延长、血药浓度上升。有的病例由于需要反复给药和持续给药[13]，要仔细确认给药总剂量（参考"⚠陷阱"）。

> ⚠ **陷阱**
>
> **追加阻滞也可能引发危险**
>
> 在以神经阻滞为目标的区域麻醉下进行手术时，若效果不理想可追加阻滞和给予局部浸润麻醉药，由此会进一步使血药浓度上升，可能引起 LAST 症状[14]，因此事前必须做好追加阻滞以及局部浸润麻醉所使用的麻醉药的给药计划。

● 药物（局部麻醉药）代谢动力学

局部麻醉药的药理学性质的决定因素是蛋白结合率、解离常数（pKa）、脂溶性（表 1–5）。

立体异构体对药理作用和副作用也有很大的影响。

罗哌卡因静脉内单次给药后的半衰期是 1.7 小时，但如果在腋窝做臂丛神经阻滞时[15]，血浆中的药物原型在 1 小时内达到最高浓度，半衰期为 5 小时（表 1–8），长时间保持高血药浓度使 LAST 症状长时间持续存在，其复苏时间也会延长。

表 1–8 ● 臂丛神经阻滞时罗哌卡因血浆药物代谢动态参数

罗哌卡因给药剂量 （病例数）	225mg （n=10）	300mg （n=9）
达到最高浓度的时间 T_{max}/h	0.71 ± 0.31	0.57 ± 0.26
最高浓度 C_{max}/（μg/ml）	1.89 ± 0.50	2.70 ± 1.01
半衰期 $t_{1/2}$/h	4.19 ± 1.07	4.68 ± 1.51
药物浓度时间曲线下面积 $AUC_{0-∞}$/（h·μg/ml）	4.19 ± 1.07	4.19 ± 1.07

注：表中数据为平均值 ± 标准差。

● 缓慢、少量分次给药

局部麻醉药给药时，每次少量（3~5ml）分次给药，给药后观察片刻。如果给药速度快，压力大，一次性注入药液，则有注入血管和神经损伤的可能性。给药前进行抽吸测试也可能出现假阴性，因此不能大意。

● 用超声诊断仪器确认

有报道表明超声引导下行末梢神经阻滞使局部麻醉药中毒的发生频率明显降低[16]。在注射时，若无法观察到药液扩散的图像，则药液有进入血管内的可能性。

B．监测和预测：操作中的监测

给患者配备心电图和血氧饱和度的监测装置，原则上每 5 分钟进行 1 次血压测量，若出现意外情况，应更加频繁地测量血压。

从神经阻滞后就应该密切地观察患者，如果发生 LAST，必须迅速地采取相应的急救措施，因此最好配备几名医生和护士在现场，同时确保静脉通路畅通，在紧急情况下能立即静脉给药。

确认药液误入血管内的方法是使用含 10μg 肾上腺素的局部麻醉药。如果脉搏在 100 次 / 分或收缩压在 150mmHg 以上时，则药液误入血管内的可能性很高。但需要注意的是，口服 β 受体阻滞剂的患者和高龄患者可能不能被检测出。

3.4 LAST 的治疗

A. 治疗的流程

为了能在紧急情况下迅速采取应对措施，最好能在手术室内常规放置紧急应对卡片。

❶ 立即终止局部麻醉药的给药，给氧以维持患者的呼吸，同时召集能够处理这种紧急情况的工作人员。

❷ 必要时进行人工呼吸。

❸ 对于明显有震颤和痉挛症状的患者，注射地西泮（静脉注射 5~10 毫克 / 次）。

❹ 当患者的心脏功能、心脏传导系统被抑制时，应尽快注射阿托品（静脉注射 0.25~1 毫克 / 次）、麻黄碱（静脉注射 4~8 毫克 / 次）等促进循环的药物。在循环系统正常的情况下，可给药。

❺ 当患者出现持续重度低血压、循环衰竭的情况时，应注射肾上腺素（静脉注射每次 1μg/kg）。在休克发生前就应合理使用肾上腺素。当患者出现重度低血压、心律失常等循环系统不稳定的情况时，应给予脂肪制剂（参考"B. 脂肪制剂的使用方法"）。

❻ 一旦发生心搏骤停，应立即进行心肺复苏，给予肾上腺素（静脉注射 1 毫克 / 次）。因局部麻醉药引起血药浓度上升而导致的心搏骤停的心肺复苏，比普通的心肺复苏需要花费更多的时间。

B. 脂肪制剂的使用方法

❶ 脂肪制剂 1.5ml/kg 加量给药 1 分钟，之后再以 0.25ml /（kg·min）持续给药 4 分钟（如果症状得以改善，再持续给药 10 分钟并观察）。

❷ 5 分钟后循环仍未改善，再行 1.5ml/kg 的加量给药 1 分钟，之后再行 0.5ml /（kg·min）的持续给药 4 分钟（如果症状得以改善，再进行 10 分钟持续给药）。

❸ 5 分钟后如果循环仍未改善，则重复进行❷的操作。

加量给药最多 3 次，最大给药剂量为 12ml/kg。

LAST 的应对措施和脂肪制剂的给药方式如图 1–7 所示。

C. 副作用

● 脂肪制剂

除过敏反应（休克、其他全身过敏症状）以外，有报道称加量给药也会引起脂肪栓塞。

● 肾上腺素

肾上腺素使用不当会引起心律失常和高血压，因此应从小剂量（静脉注射每次 1μg/kg）开始给药，依据患者反应调整剂量。

3.5 总结

本节概述了在 LAST 的预防和治疗中使用局部麻醉药的情况。在使用局部麻醉药进行治疗时，应特别警惕 LAST 的临床症状，做到早期发现和快速采取应对措施。另外，要做好应对复苏效果不佳的危重情况的准备，应当将脂肪制剂放置于处置室的手推车上。

📝 要点

使用脂肪制剂并不是针对 LAST 的特异性治疗方法

作为 LAST 的治疗药物之一，脂肪制剂除了可以提升心肌细胞利用脂肪酸产生三磷酸腺苷（ATP）的能力和活化受体、提高心肌收缩能力外，还可以融合含有丁哌卡因的引起机体中毒的药物，使药物从药物感受性高的脑、心脏向具备储存和解毒作用的肌肉及肝脏中重新分布，从而达到降低血药浓度的效果（脂质库）。因此，当标准的复苏措施无法奏效时，在一般的中毒情况下也可以考虑给予脂肪制剂治疗[14]。但是，在非危重情况下，普遍认为最好不要采用脂肪制剂治疗[17]，仅在复苏困难的情况下考虑使用该方法，同时应特别注意脂肪制剂在复苏以外的治疗中的使用。

异丙酚的使用注意事项

异丙酚制剂是用大豆油脂肪乳化剂作为溶剂，在 10% Intralipid® 中溶解异丙酚后制成的药剂。作为有抗痉挛作用的快速抢救药物，异丙酚在 LAST 的治疗中可以取得一石二鸟的效果。但是，由于异丙酚具有很强的循环抑制作用，因此，当患者心律失常和低血压时不适合使用这类脂类制剂。

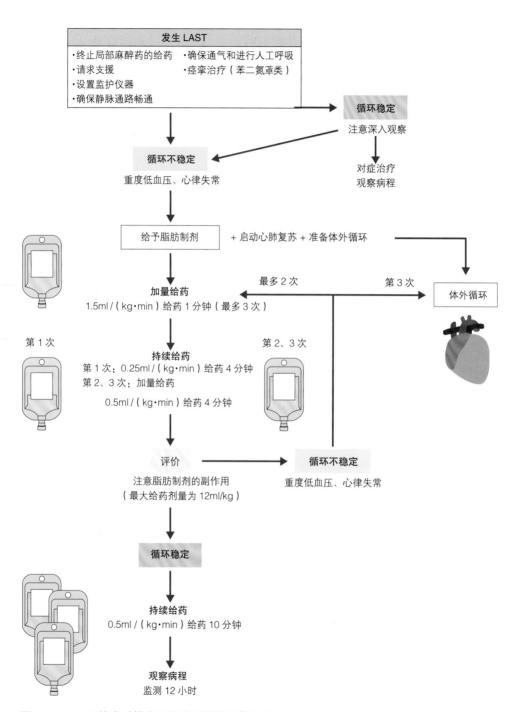

图 1-7 ● LAST 的应对措施和脂肪制剂的给药方式

参考文献

［1］ Brull R, et al: Neurological complications after regional anesthesia: contemporary estimates of risk. Anesth Analg, 104: 965-974, 2007

［2］ Auroy Y, et al: Major complications of regional anesthesia in France: The SOS Regional Anesthesia Hotline Service. Anesthesiology, 97: 1274-1280, 2002

［3］ den Hartigh J, et al: Tinnitus suppression by intravenous lidocaine in relation to its plasma concentration.Clin Pharmacol Ther, 54: 415-420, 1993

［4］ Chan VW, et al: Comparison of ropivacaine and lidocaine for intravenous regional anesthesia in volunteers: a preliminary study on anesthetic efficacy and blood level.Anesthesiology, 90: 1602-1608, 1999

［5］ Becker DE & Reed KL: Local anesthetics: review of pharmacological considerations. Anesth Prog, 59: 90-101; quiz 102, 2012

［6］ Scott DB: Toxic effects of local anaesthetic agents on the central nervous system. Br J Anaesth, 58: 732-735, 1986

［7］ Gielen M, et al: Successful defibrillation immediately after the intravascular injection of ropivacaine. Can J Anaesth, 52: 490-492, 2005

［8］ Klein SM, et al: Successful resuscitation after ropivacaine-induced ventricular fibrillation. Anesth Analg, 97: 901-903, 2003

［9］ Huet O, et al: Cardiac arrest after injection of ropivacaine for posterior lumbar plexus blockade. Anesthesiology, 99:1451–1453, 2003

［10］ Eledjam JJ, et al: Ropivacaine overdose and systemic toxicity.Anaesth Intensive Care, 28: 705-707, 2000

［11］ Litz RJ, et al: Successful resuscitation of a patient with ropivacaine-induced asystole after axillary plexus block using lipid infusion.Anaesthesia, 61: 800-801, 2006

［12］ Naidu RK & Richebe P: Probable local anesthetic systemic toxicity in a postpartum patient with acute fatty liver of pregnancy after a transversus abdominis plane block. AA Case Rep, 1: 72-74, 2013

［13］ Chazalon P, et al: Ropivacaine-induced cardiac arrest after peripheral nerve block: successful resuscitation. Anesthesiology, 99: 1449-1451, 2003

［14］ Lavonas EJ, et al: Part 10: Special Circumstances of Resuscitation: 2015 American Heart Association Guidelines Update for Cardiopulmonary Resuscitation and Emergency Cardiovascular Care. Circulation, 132: S501-S518, 2015

［15］ 山本健, 他: 長時間作用性局所麻酔薬 塩酸ロピバカイン（NA–001）による腕神経叢ブロックの至適投与量の検討 – 第Ⅱ相試験 –. 臨床医薬, 15: 1137-1154, 1999

［16］ Barrington MJ & Kluger R: Ultrasound guidance reduces the risk of local anesthetic systemic toxicity following peripheral nerve blockade. Reg Anesth Pain Med, 38: 289-299, 2013

［17］ 大西光雄: 急性中毒治療における脂肪乳剤の適応. 外科と代謝・栄養, 51: 111-119, 2017

4 超声引导下的注射要点

后藤英之

4.1 穿刺法

在超声引导下进行注射的穿刺法有两种：平面内法、平面外法。平面内法是从探头外侧将注射针按与探头平行的角度刺入的方法。该法在超声图像上能看到注射针的全体，便于确认进针方向和针尖，虽然安全、准确，但因为进入皮肤的角度较小，故对深部组织及被骨等组织覆盖的部位注射较为困难（图1-8）。

平面外法则是从探头中央上下垂直进针的方法。该法在超声图像上只能描记出针尖，需要注意刺入深度和角度，一边描记目标组织的短轴切面图，一边向深部刺入会比较容易注射至目标组织（图1-9）。

一般来说，诸如滑囊、肌腱及腱鞘一类的目标组织具有一定的宽度，可以借助组织的长轴切面图进行平面内法注射，这样比较有利于操作。而关节间隙和周围由于被骨组织所覆盖，位置较深且狭窄，可以借助短轴切面图，采用从探头中央刺入的平面外法进行注射。

不管采用哪种方法都需要用超声图像描记出目标组织，在对进针的深度和方向有充分把握后，或平行于探头，或垂直于探头进行穿刺。因此，学习对探头侧和针尖进行微调，描记出针尖的技术非常重要[1]（参考要点）。

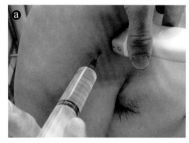 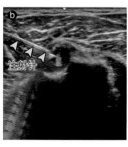 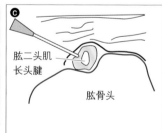

图1-8 ● 平面内法超声引导下注射（肱二头肌长头腱腱鞘内注射）
a.体表；b.超声图像；c.超声图像的模拟

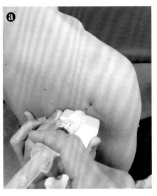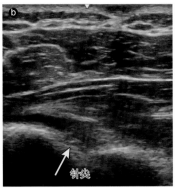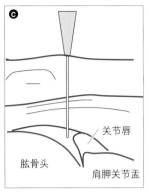

图 1-9 ● 平面外法超声引导下注射（肩肱关节腔注射）[1]
a.体表；b.超声图像；c.超声图像的模拟

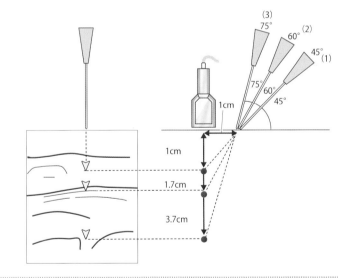

✎ 要点

用平面外法进针时针尖描记的技巧

（1）在离探头侧 1cm 左右的部位以 45° 角进针 1cm 左右的深度就能描记出针尖。

（2）当针的刺入角度变为 60° 时，进针深度为 1.7cm 可描记出针尖。

（3）以 75° 角进针 3.7cm 的深度时能描记出针尖。几次改变角度后，将针尖向目标部位推进。

4.2 超声屏幕的位置和体位

　　一方面，在超声引导下，卧位比坐位更有利于稳定地注射。探头易于固定，能持续获得稳定的图像，对于长时间注射非常有利。另一方面，对于因注射引起的迷走神经反射等反应，卧位时更易应对。

　　注射成功的技巧是超声的屏幕应朝着注射时的视线方向移动，观察注射部位和超声屏幕的视线应该尽量在一条线上（**图1-10**），因此内置电池的便携式超声仪和无线超声仪为最佳选择。

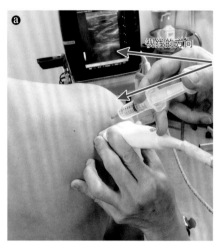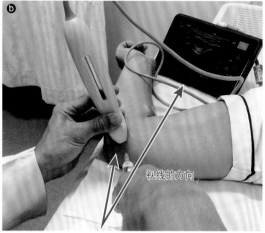

图1-10 ● 超声引导下注射的超声屏幕位置和体位
a.坐位注射；b.卧位注射

✎ 要点

超声引导下注射时感染的预防

　　在超声引导下进行注射时，注射部位附近探头和耦合剂都是需要注意预防感染的对象。在注射部位进行彻底消毒的同时，应在注射前做好充分的预扫查，将探头位置固定，注射针刺入后尽量避免移动探头是预防感染的关键。在相关技术成熟前，推荐使用探头套和消毒型耦合剂。

参考文献

［1］　後藤英之：凍結肩に対する超音波を用いたブロック療法．関節外科，36: 65-72, 2017

关节和关节周围组织的注射

1 肩关节及肩关节周围组织的注射疗法

森原 彻

1.1 肩肱关节

适应证	肩关节周围炎、肩关节挛缩、肩关节内撞击综合征（肩关节唇受伤、关节囊肩袖损伤）		
主要使用的药物	轻度炎症	透明质酸	
	重度炎症	透明质酸或水溶性、悬浊性类固醇内加入局部麻醉药	
	肩肱关节内容量减小（肩关节挛缩、肩关节周围炎的挛缩期）	局部麻醉药 10ml，水溶性、悬浊性类固醇内加入局部麻醉药 10ml	
	肩关节周围炎	炎症期	透明质酸或水溶性、悬浊性类固醇内加入局部麻醉药
		挛缩期	水溶性、悬浊性类固醇内加入局部麻醉药 10ml（加入局部麻醉药的目的是扩大关节容积）
		恢复期	透明质酸
使用的超声探头	线阵探头		

A. 超声引导下注射（平面外法）

• 从肩肱关节后方入手

❶ 面向患者的背部。

❷ 从背部到肩胛冈外侧触摸到肩峰后角。

❸ 从肩峰后角开始往下 2~3cm 的内侧就是注射点。

❹ 将超声探头放置在与肩胛冈平行的位置，描记出冈下肌的长轴和后方关节唇正下方的肩肱关节间隙（图 2-1）。

❺ 对探头正上方用酒精棉进行消毒，正上方中央 2~3cm 的圆形区域内增加碘伏消毒环节。

❻ 确认屏幕中显示的深度，刺入注射针（图 2-2a、2-2b）。

❼ 观察到关节唇外侧的注射针的针尖呈现高回声图像时，注入药液（图 2-2c、2-2d）。

❽ 药液流入关节内后可观察到周围低回声图像范围扩大。

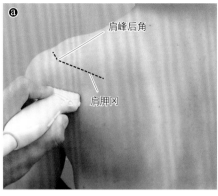

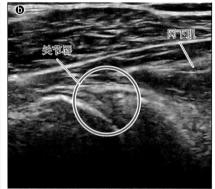

图 2-1 ● 超声描记出肩肱关节（平面外法）

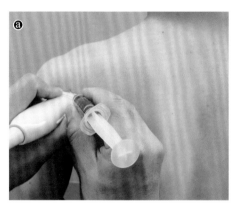

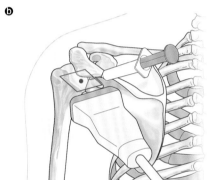

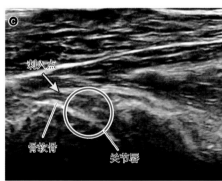

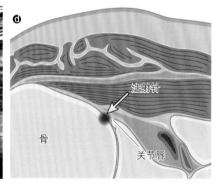

图 2-2 ● 在超声引导下从背部向肩肱关节注射（平面外法） 视频 2-1

B. 体表标记法

• 从背部入手

❶ 面向患者的背部。

❷ 从背部到肩胛冈外侧触摸到肩峰后角。

❸ 从肩峰后角开始往下 2~3cm 的内侧就是注射点（图 2-3）。

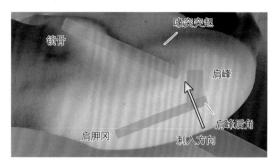

图 2-3 ● 从背部到肩肱关节的体表标记法注射

❹ 用酒精消毒后，在探头的正下方 2~3cm 的圆形区域内增加碘伏消毒环节。

❺ 触摸到前面的喙突，标记喙突外侧后从背部进针。

❻ 确认针尖到达骨组织后注入药液。令肩关节外旋，将针尖滑动顺利地插入肩肱关节内。

● **从前面入手**

❶ 面对患者。

❷ 从前方触及喙突突起外侧的肱二头肌长头腱的结节间沟。

❸ 喙突突起和结节间沟之间就是注射点。

❹ 用酒精棉消毒，并在注射点 2~3cm 的圆形区域内增加碘伏消毒环节。

❺ 沿着肩肱关节间隙前方进针。

1.2 肱二头肌长头腱腱鞘

适应证	腱鞘内：肱二头肌长头腱腱鞘炎伴肩关节周围炎 腱鞘外：肱二头肌长头腱腱鞘炎和肩峰下滑囊炎伴肩关节周围炎
主要使用的药物	透明质酸或水溶性、悬浊性类固醇内加入局部麻醉药
使用的超声探头	线阵探头

A. 超声引导下注射（平面外法）

❶ 面对患者。

❷ 从前方触及喙突突起外侧的肱二头肌长头腱的结节间沟。

❸ 将超声探头置于肱二头肌长头腱的垂直方向，描记出图像。

❹ 用酒精棉消毒，并在以注射点为中心的 2~3cm 的圆形区域内增加碘伏消毒环节。

❺ 以适当的深度刺入注射针，描记出针尖的高回声图像后注入药液（图 2-4）。

❻ 药液流入关节内后能观察到周围低回声图像范围扩大。注射针朝头侧走行，进入肩峰下滑囊内，注入药液。

✎ **要点**

使用体表标记法时，可能遇到肱二头肌长头腱脱位的情况，因为结节间沟内的肱二头肌长头腱消失，导致无法准确定位，因此不易进行正确注射。

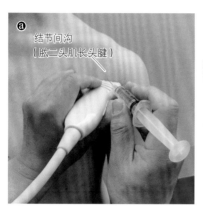
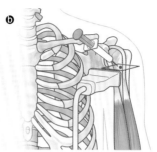

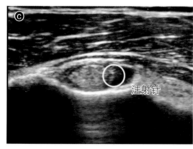
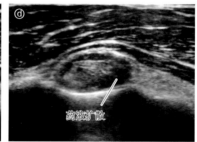

图 2-4 ● 在超声引导下行肱二头肌长头腱腱鞘内注射（平面外法） 视频 2-2

1.3 肩峰下滑囊

适应证	肩峰下撞击综合征、肩袖断裂、钙化肌腱炎
主要使用的药物	夜间痛和运动时疼痛的强炎症期：水溶性、悬浊性类固醇内加入局部麻醉药 仅有撞击症状时：透明质酸加局部麻醉药、透明质酸
使用的超声探头	线阵探头

A. 超声引导下注射（平面内法）

❶ 面对患者。

❷ 触摸到肩峰前外侧，沿肩胛冈方向放置超声探头（图 2-5a）。

❸ 描记出冈上肌肌腱的长轴图像（图 2-5b），探头正下方即为进针点。

❹ 用酒精棉消毒，并在以注射点为中心 2~3cm 的圆形区域内增加碘伏消毒环节。

❺ 针头刺入后，进针方向与探头平行（图 2-6a、2-6b）。在冈上肌正上方的法氏囊周围脂肪（peribursal fat）下描记出针尖（图 2-6c、2-6d）。

❻ 注入药液，药液向冈上肌正上方的法氏囊周围脂肪扩散时能观察到低回声图像。

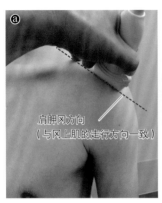
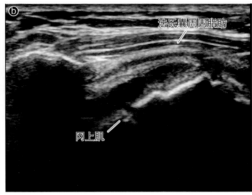

图 2-5 ● 超声描记出肩峰下滑囊（平面内法）

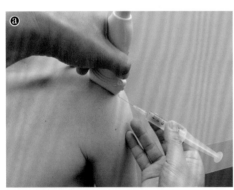
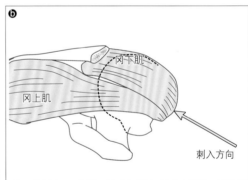
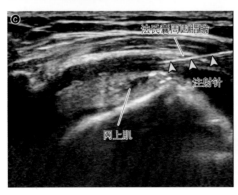
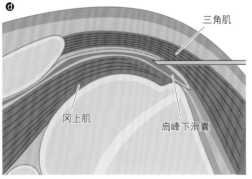

图 2-6 ● 超声引导下肩峰下滑囊内注射（平面内法） 视频 2-3

B. 体表标记法

- **● 从背部入手**

❶ 面向患者的背部。

❷ 从背部触摸到肩峰后角。

❸ 肩峰后角正下方就是注射点。

❹ 沿着肩峰下方进针，注入药液。

1.4 肩锁关节

适应证	肩锁关节炎、肩锁关节脱位（Ⅰ型）
主要使用的药物	运动时疼痛剧烈期：水溶性类固醇内加入局部麻醉药 运动时剧烈疼痛并且持续时间较长，需缓解疼痛的情况：悬浊性类固醇内加入局部麻醉药
使用的超声探头	线阵探头

A. 超声引导下注射（平面外法）

❶ 面对患者。

❷ 在肩峰和锁骨远端触摸到肩锁关节，将超声探头置于锁骨远端正上方（图 2–7a、2–7b）。

❸ 描记出超声图像（图 2–7c），肩锁关节间隙即进针点。

❹ 通过超声图像确认深度，刺入注射针，注入药液后，能观察到低回声图像（图 2–7d、2–7e）。

B. 体表标记法

❶ 面对患者。

❷ 触摸到肩锁关节，肩锁关节间隙即进针点。

❸ 注射针从上方垂直刺入，注入药液。

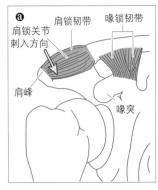

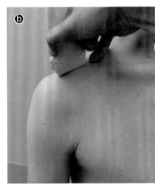

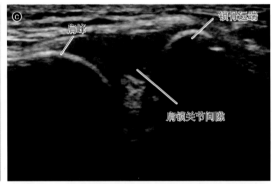

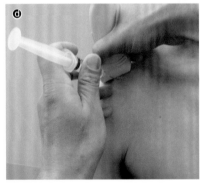

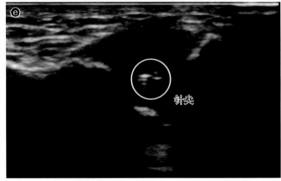

图 2-7 ● 超声引导下肩锁关节注射（平面外法） 视频 2-4

参考文献

［1］「超音波でわかる運動器疾患 — 診断のテクニック」（皆川洋至 / 著），pp151-183，メジカルビュー社，2010

［2］「スベニールの肩関節への注射手技－エコーガイド下インターーベンション－肩峰下滑液包への注射」（後藤英之 / 監），pp1-5，中外製薬，2015

2 膝关节和膝关节周围组织的注射疗法

中濑顺介

2.1 膝关节

适应证	膝关节炎、风湿性关节炎、变形性膝关节炎、半月板损伤
主要使用的药物	透明质酸、局部麻醉药、类固醇药物
使用的超声探头	线阵探头

A. 超声引导下注射（平面内法）

❶ 嘱患者取仰卧位，在腘窝下垫一个枕头，并放松，膝关节保持轻度屈曲状态（图 2-8a）

❷ 将探头置于髌骨上缘附近，与下肢长轴垂直交叉，描记出股四头肌肌腱和股骨（图 2-8b），当膝关节水肿时，能观察到低回声区域（图 2-8c）。

❸ 对探头正下方的股骨外侧进行消毒。

❹ 自探头内侧 15mm 处开始，以与探头平行的角度向膝关节囊刺入注射针（图 2-8d）。

❺ 在图像上确认刺入的针尖在膝关节囊内后，注入药液。

❻ 药液流入关节内后，能观察到药液的流动和膝关节囊的膨胀（图 2-8e）。

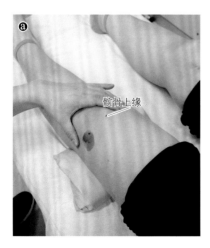

髌骨上缘

图 2-8 ● 超声引导下膝关节内注射（平面内法）

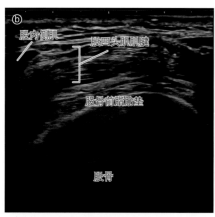

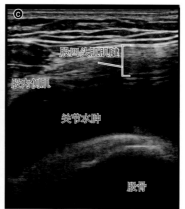

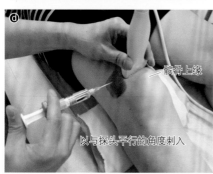

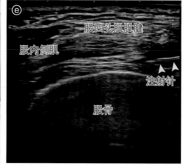

图 2-8（续）

B. 体表标记法

❶ 嘱患者取仰卧位，在腘窝下垫一个枕头，并放松，膝关节保持轻度屈曲状态（图 2-8a）。

❷ 触摸到髌骨和股骨外上髁后，从髌骨近端外侧屈侧向膝关节囊刺入注射针（图 2-9）。用对侧的手推动髌骨向外侧倾斜，这样能够获得一部分注射间隙。

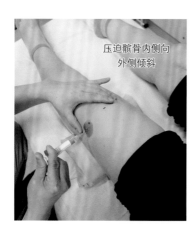

图 2-9 ● 体表标记法膝关节内注射

2.2 髌腱周围组织（髌前皮下囊、髌下浅囊、髌下深囊）

适应证	髌骨肌腱病、胫骨结节骨软骨炎、膝盖前方疼痛
主要使用的药物	透明质酸、局部麻醉药、类固醇药物
使用的超声探头	线阵探头

A. 超声引导下注射（平面外法）

❶ 嘱患者取仰卧位，膝关节保持轻度屈曲状态（图 2-10a）。多涂一些超声耦合剂，将骨性隆起的影响降至最低。

❷ 将探头置于目标滑囊的正上方。当目标滑囊为髌前皮下囊时，将探头置于髌骨下极；当目标滑囊为髌下浅囊或髌下深囊时，将探头置于胫骨粗面近端（图 2-10b）。

❸ 对探头外侧进行消毒，注意在探头内侧有隐神经髌下支走行。

❹ 预测滑囊深度，确定刺入部位，注入药液（图 2-10c、2-10d）。当患者为儿童时使用 30G 针头，当患者为成人时使用 27G 针头。

⚠ 陷阱

对髌下深囊和髌下浅囊两个部位进行注射时，如果从髌下浅囊注入药液，药液到髌下深囊的距离变长，则应从髌下深囊注入（图 2-10e）。

✎ 要点

在操作手法熟练后可以采用平面外法进行注射，而在熟练以前最好采用平面内法进行注射，这样能够更好地一边确认针的全长和针尖位置一边进行操作（图 2-10d）。

✎ 要点

这个操作无法使用体表标记法，因此笔者均采用超声引导下注射。

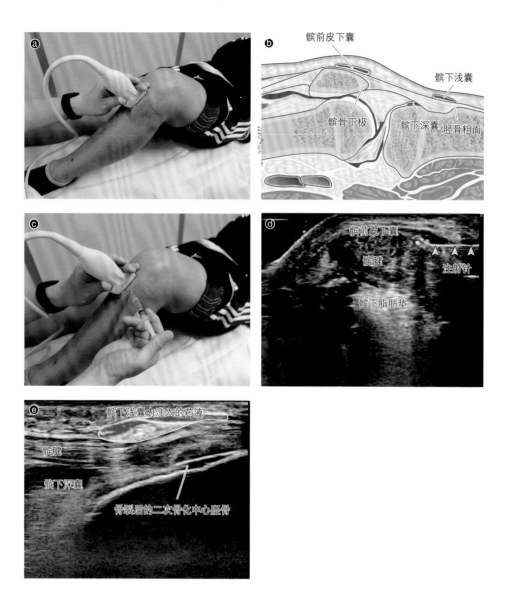

图 2-10 ● 超声引导下髌腱周围组织注射

2.3 髌下脂肪垫

适应证	髌下脂肪垫损伤（Hoffa 病）、变形性膝关节炎、关节镜术后膝盖前方疼痛
主要使用的药物	透明质酸、局部麻醉药、类固醇药物
使用的超声探头	线阵探头

A. 超声引导下注射（平面外法）

❶ 嘱患者取仰卧位，膝关节保持轻度屈曲状态，在腘窝下垫一个枕头，确保肢体稳定。

❷ 将探头沿髌腱长轴方向移动，描记出图像，确认髌下脂肪垫的位置（图 2-11a）。

❸ 在屏幕上确认髌下脂肪垫的深度，用平面外法刺入注射针（图 2-11b、2-11c），若确认针尖到达目标位置，则注入药液 1ml。

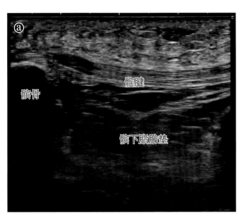
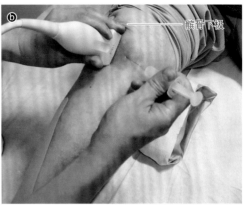

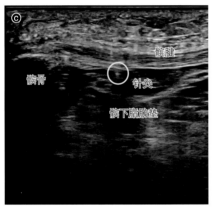

图 2-11 ● 超声引导下髌下脂肪垫注射（平面外法） 视频 2-5 视频 2-6

 要点

这个操作无法使用体表标记法，因此笔者均采用超声引导下注射。

2.4 鹅足腱滑囊

适应证	鹅足滑囊炎、变形性膝关节炎
主要使用的药物	透明质酸、局部麻醉药、类固醇药物
使用的超声探头	线阵探头

A. 超声引导下注射（平面外法）

❶ 嘱患者取仰卧位，髋关节轻度外旋，膝关节轻度屈曲，确保姿势稳定。

❷ 将探头置于内侧副韧带浅层前缘和鹅足腱近端的交点处（图 2-12a）。

❸ 定位内侧副韧带浅层和鹅足腱。

❹ 对探头前端 1.5cm 的范围进行消毒。

❺ 从内侧副韧带浅层的表面进针，注入药液（图 2-12b、2-12c）。

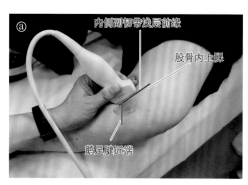
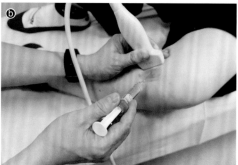
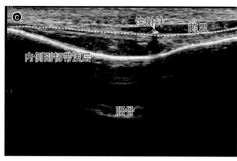

图 2-12 ● 超声引导下鹅足囊注射（平面外法） 视频 2-7 视频 2-8

B. 体表标记法

❶ 触摸到鹅足腱近端。从股骨内上髁起往小腿方向做直线（图 2-13）。

❷ 从鹅足近端和刚才所做直线的交点前方 1cm 处垂直进针，至胫骨为止，将针尖往回退几毫米后，注入药液。

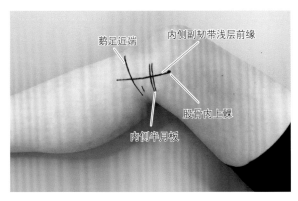

鹅足近端
内侧副韧带浅层前缘
股骨内上髁
内侧半月板

图 2-13 ● 体表标记法鹅足囊注射

2.5　内侧副韧带囊

适应证	变形性膝关节炎、内侧半月板损伤
主要使用的药物	透明质酸、局部麻醉药、类固醇药物
使用的超声探头	线阵探头

 要点

可通过触诊定位鹅足囊进行注射，但体表标记法对较深部位的定位较为困难，重复性较差，因此，笔者几乎都采用超声引导下注射。

A. 超声引导下注射（平面外法）

❶ 嘱患者取仰卧位，将髋关节轻度外旋。

❷ 将探头置于内侧半月板正上方，描记出长轴图（图 2-14a）。

❸ 定位内侧半月板和内侧副韧带浅层之间的脂肪组织（滑囊）（图 2-14b，▶）。当出现严重的滑膜炎时，在同一部位可能会出现比平时更强的血流信号（图 2-14c）。

❹ 对探头前端 1cm 的范围进行消毒。

❺ 用平面外法在前述的脂肪组织附近的部位进针，注入药液（图 2-14d、2-14e）。

要点

这个操作无法使用体表标记法，因此笔者均采用超声引导下注射。

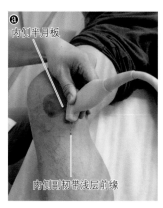

内侧半月板

内侧副韧带浅层前缘

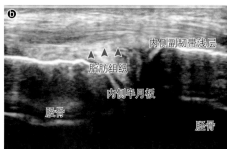

内侧副韧带浅层

脂肪组织

内侧半月板

股骨

胫骨

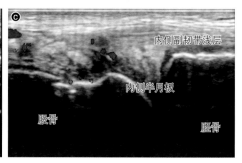

内侧副韧带浅层

内侧半月板

股骨

胫骨

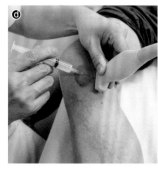

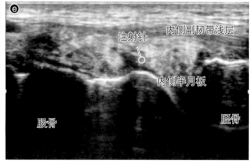

注射针

内侧副韧带浅层

内侧半月板

股骨

胫骨

图 2-14 ● 超声引导下内侧副韧带注射（平面外法）

2.6 腓总神经周围

适应证	变形性膝关节炎、膝关节术后腘窝外侧疼痛
主要使用的药物	透明质酸、局部麻醉药
使用的超声探头	线阵探头

A. 超声引导下注射（平面内法）

不仅限于腓总神经，其他神经周围也同样可以使用平面内法进行注射。

❶ 嘱患者取俯卧位，触摸到腘窝外侧，定位腓骨头和股二头肌肌腱（图 2-15a）。

❷ 将探头沿与股二头肌肌腱垂直的方向扫查。

❸ 在股二头肌正下方定位腓总神经（图 2-15b）。向腓总神经近端扫查，可观察到坐骨神经，从坐骨神经分支出胫神经。向腓总神经远端扫查后，经过腓骨头的远端，转向前方扫查。

❹ 根据压痛点可确定腓总神经的注射部位，在压痛感最强烈的点用平面内法进行注射。

✎ 要点

使用的药物和足下垂

　　在行腓总神经周围注射时，使用局部麻醉药后会引起足下垂，因此，笔者一般注射透明质酸，也有医院使用生理盐水。

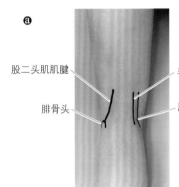
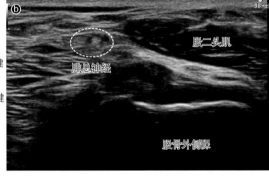

图 2-15 ● 超声引导下腓总神经周围注射（平面内法） 视频 2-9

✎ 要点

体表标记法不可行的理由

　　为防止行腓总神经周围注射时误刺入神经，一定要采用超声引导下的平面内法注射。

2.7 腘窝囊肿

适应证	腘窝囊肿
使用的超声探头	线阵探头

A. 超声引导下穿刺（平面外法、平面内法都可行）

❶ 嘱患者取俯卧位，为了确认囊肿的位置，在短轴切面图上从近端到远端

进行扫查。在进行腘窝囊肿穿刺时，预扫描非常重要。腘窝囊肿往往发生在腓肠肌内侧头和半膜肌之间，因此虽然胫神经和腘动静脉是分离的，但需要注意，出现腘窝囊肿和腓肠肌外侧头滑囊炎时，它们可能会紧靠在一起（图2-16）。

❷ 在充分的扫描并估计深度后进行穿刺。穿刺是在腘窝囊肿的颈部进行，这样能够较容易地进行彻底的吸引。

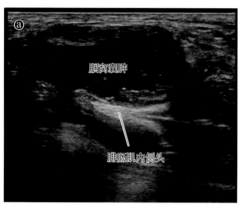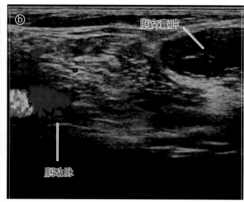

图 2-16 ● 超声引导下腘窝囊肿穿刺（平面外法） 视频 2-10 视频 2-11

B. 体表标记法

❶ 嘱患者取俯卧位，在腘窝中央稍外侧可触摸到腘动脉搏动。

❷ 触诊到腘窝稍内侧的囊肿，从囊肿顶点向内侧倾斜刺入针头。

❸ 确认无血液回流及放射痛后抽出积液。

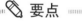 要点

腘窝肿瘤和腘窝囊肿

　　在腘窝触摸到肿块后，首先需要鉴别这是实性包块还是液性包块。通常根据触诊时的弹性大小能够判断，但囊肿也有坚硬的情况，深部的滑囊等仅靠触诊难以鉴别。

　　腘窝内侧的肌腱内侧为股薄肌肌腱和半腱肌肌腱，半腱肌肌腱深面为半膜肌。腘窝囊肿由腓肠肌内侧头和半膜肌之间的滑囊中的滑囊液潴留、滑囊肿大而形成。成人发病时，腘窝囊肿常常与膝关节腔连通，如果不治好原发病，即使抽出潴留液，疾病也会频频复发。腘窝囊肿需与腘窝其他囊肿，如腘窝肌囊肿、腓肠肌外侧头滑囊炎等相鉴别。

　　当腘窝囊肿较大或为多房囊肿时，腓肠肌定位困难，这时也可采用体表标记法，以触摸到腘动脉的搏动来进行定位。

3

颈部、颈椎周围组织的注射疗法

木村裕明　黑泽理人　小林只

3.1　筋膜（fascia）异常引起的疼痛的治疗

A. 斜方肌、菱形肌、髂肋肌之间

适应证	肩关节病、肩关节周围炎、肩胛部疼痛
主要使用的药物	生理盐水或低浓度局部麻醉药
使用的超声探头	线阵探头

●**超声引导下注射（平面外法）**

❶ 嘱患者取患侧向上侧卧位，医生位于患者背侧以实施治疗。

❷ 将探头置于肩胛骨内侧的压痛点（图 2-17a）。

❸ 定位斜方肌、菱形肌、髂肋肌、肋骨、胸膜（图 2-17b）。

❹ 在有压痛感并且可以通过超声确认到筋膜重叠、增厚的部位刺入注射针。

❺ 对斜方肌和菱形肌之间（图 2-17c ①）、菱形肌和髂肋肌之间（图 2-17c ①）、髂肋肌和肋骨之间（图 2-17c ②）的筋膜进行松解。

> ✎ **要点**
>
> 　　注射针刺入后，为防止未追踪到针头，误插入胸膜引起气胸，故将针尖朝肋骨中央的方向走行。可能引起的并发症有因血管穿刺引起的出血、血肿、穿刺部位感染、注射后穿刺部位疼痛，迟发性肌肉疼痛及胸腔内误穿刺（气胸、血胸）等。

> ✎ **要点**
>
> **颈椎病、肩关节病**
>
> 　　有颈椎病和肩关节病主诉病例甚多，在男性中仅次于腰痛排在第 2 位，在女性中则排在第 1 位，可见其患者人数占比非常高。颈椎病和肩关节病对日常生活有很大的影响，常常还伴有头痛和恶心的症状。肩关节病的病因广泛，从运动系统疾病到内科疾病都有可能引发肩关节病。在肌筋膜疼痛综合征（myofascial pain syndrome，MPS）中筋膜异常引起肩关节病的情况较多，除此之外，蛛网膜下腔出血和缺血性心脏病等也会引起急性颈部疼痛，需谨慎鉴别[1]。

肩关节病的治疗可采用药物疗法、物理疗法、运动疗法、神经阻滞等，与之关联的内脏疾病可采用局部注射、物理疗法等减轻症状（表 2-1，图 2-18）[2]。可对风险进行评估后选择适当的诊疗方案（表 2-2）[2]。

✎ 要点

不采用体表标记法的原因

由于筋膜、末梢神经、血管、韧带等软组织的清晰显示和伸展性的评价用超声以外的方式难以实现，故不采用体表标记法进行局部注射。尤其是头颈部区域的局部注射，因构造分型多，解剖学复杂，为能精准、安全地实施治疗，必须要灵活运用超声。另外，对超声波难以显示的深部组织（如腰椎椎间关节等）进行局部注射时，还可采用 X 线定位。

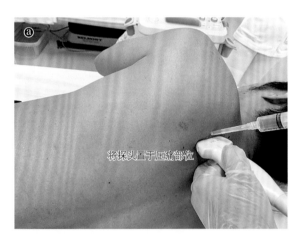

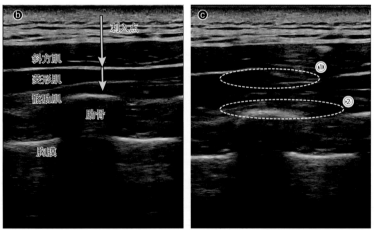

图 2-17 ● 超声引导下斜方肌、菱形肌、髂肋肌间注射（平面外法） 视频 2-12

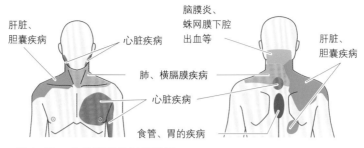

肝脏、胆囊疾病　　心脏疾病　　脑膜炎、蛛网膜下腔出血等　　肺、横膈膜疾病　　肝脏、胆囊疾病　　心脏疾病　　食管、胃的疾病

图 2-18 ● 身体器官放射痛举例

表 2-1 ● 急性颈部疼痛的疾病鉴别和特征

疾病	病程	发病部位	发热	活动受限	神经症状
筋膜异常引起的疼痛	多样	部位不固定	无	部位不固定	部位不固定
蛛网膜下腔出血	突然发病	后颈部中央	无	屈曲受限	脑膜刺激征
椎动脉夹层	突然发病	有左右差别	无	侧屈受限	小脑性共济失调、半身感觉障碍
海绵窦血栓	急性、亚急性发病	左右差别较大	无	无	症状不同
脑膜炎	急性发病	头部	有	屈曲受限	脑膜刺激征
心肌梗死	急性发病	前颈部、侧颈部	无	无	无
胆结石	急性发病	颈肩部	无	无	无
肺炎	缓慢加重	颈肩部	有	无	无
肺癌	缓慢加重	颈肩部	无	无	症状不同
骨肿瘤	缓慢加重	部位不固定	无	部位不固定	症状不同
化脓性椎间板炎硬膜外肿瘤	缓慢加重	后颈部中央	有	有	症状不同
椎间板脱出	急性发病	有左右差别	无	有	有
带状疱疹	急性发病	有左右差别	无	无	有
齿状突加冠综合征	急性发病	头颈部	有	全方位（尤其回旋）	无
颈长肌钙化性肌腱炎	急性发病	有左右差别	有	全方位（尤其屈曲和伸展）	无

注：筋膜异常引起的疼痛、带状疱疹和齿状突加冠综合征是筋膜液体松解的适应证。

表 2-2 ● 急性颈部疼痛的危险因素

- 发病年龄：50 岁以上
- 第一次发作（first episode）
- 发病突然（sudden onset）："什么时候发病""看电视时突然发作"，诸如此类有明确发病时间的疼痛
- 剧烈疼痛（worst pain）
- 颈部活动区域受限
- 胸痛
- 起初为下肢疼痛
- 步行障碍
- 膀胱直肠损伤
- 癌症，类固醇药物治疗中，既往有 HIV 感染史
- 营养不良，体重减轻
- 发热
- 可见数个神经学异常（末梢神经：麻痹、感觉迟钝、感觉异常、腱反射低下；中枢神经：意识障碍、脑膜刺激征、视野缺损、眼球运动异常、共济失调）

B. 斜方肌，肩胛提肌，第 1、2 肋骨之间

适应证	肩关节病、落枕、肩胛间区疼痛
主要使用的药物	生理盐水或低浓度局部麻醉药
使用的超声探头	线阵探头

● 超声引导下注射（平面外法）

❶ 嘱患者取患侧朝上的侧卧位，医生在患者头侧进行操作。

❷ 确认肩胛骨上部的压痛点后，将探头置于此处（图 2-19a）。

❸ 定位斜方肌、肩胛提肌、肋骨、胸膜（图 2-19b）。

❹ 在有压痛感并且可以通过超声确认筋膜重叠、增厚的部位刺入注射针。

❺ 对斜方肌和肩胛提肌之间（图 2-19c ①），肩胛提肌和第 1、2 肋骨之间
（图 2-19c ②）的筋膜进行松解。

✎ 要点

此为对落枕行之有效的操作。为避免引起气胸，针尖应朝着肋骨中央的方向走行。可能引起的并发症有因血管穿刺引起的出血、血肿，穿刺部位感染，注射后穿刺部位疼痛，迟发性肌肉疼痛及胸腔内误穿刺（气胸、血胸）等。

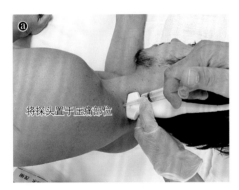

将探头置于压痛部位

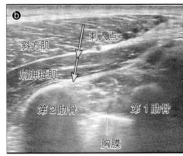

斜方肌　刺入点
肩胛提肌
第 2 肋骨　第 1 肋骨
胸膜

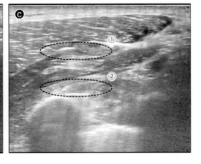

图 2-19 ● 超声引导下斜方肌、肩胛提肌和第 1、2 肋骨间注射（平面外法） 视频 2-13

C. 斜方肌、前锯肌（上部肌纤维）之间

适应证	肩关节病、肩关节周围炎
主要使用的药物	生理盐水或低浓度局部麻醉药
使用的超声探头	线阵探头

● 超声引导下注射（平面外法）

❶ 嘱患者取患侧朝上的侧卧位，医生在患者头侧进行操作。

❷ 确认斜方肌前缘内侧周围的压痛点后，将探头置于此处（图2-20a）。

❸ 将探头置于肩胛骨上角附近，如图2-20a所示，确认前锯肌（图2-20b）。

❹ 在有压痛感并且可以通过超声确认筋膜重叠、增厚的部位刺入注射针。

❺ 对斜方肌和前锯肌之间（图2-20c①），前锯肌和肋骨之间（图2-20c②）的筋膜进行松解。

✎ 要点

　　该操作在肩胛胸壁关节可动区域受限时，以及深呼吸后肩胛骨左右活动不对称时能起到有效作用。为避免引起气胸，穿刺时应确认好胸膜的位置。可能引起的并发症有因血管穿刺引起的出血、血肿，穿刺部位感染，注射后穿刺部位疼痛，迟发性肌肉疼痛，胸腔内误穿刺（气胸、血胸），迷走神经反射等。

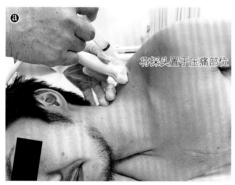

将探头置于压痛部位

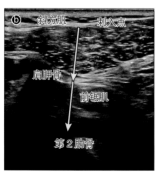

斜方肌　刺入点
肩胛骨
前锯肌
第2肋骨

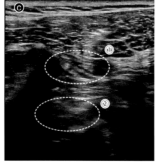

① ②

图2-20 ● 超声引导下斜方肌、前锯肌（上部肌纤维）间注射（平面外法） 视频 2-14

D. 头半棘肌、枕大神经、下斜肌之间

适应证	以枕部为中心的头痛
主要使用的药物	生理盐水或低浓度局部麻醉药
使用的超声探头	线阵探头

● 超声引导下注射（平面外法）

❶ 嘱患者取患侧朝上的侧卧位，医生在患者背侧进行操作。

❷ 确认 C2 棘突外侧附近的压痛点后，将探头置于此处（图 2-21a）。

❸ 将探头置于 C2 棘突和 C1 横突的连线上，可观察到头半棘肌和下斜肌（图 2-21b）。

❹ 在有压痛感并且可以通以超声确认筋膜重叠、增厚的部位刺入注射针。

❺ 对头半棘肌和下斜肌之间的枕大神经周围的筋膜进行松解（图 2-21c ◯）。

✎ 要点

> 不要直接穿刺枕大神经，而应从棘突外侧进针。当斜方肌和头半棘肌之间，头半棘肌和下斜肌之间，下斜肌和椎体之间有筋膜重叠的情况时可同时进行松解。若在这个部位疗效不充分，则可以考虑行 C2 神经根的筋膜液体松解（fascia hydro-release，FHR）。

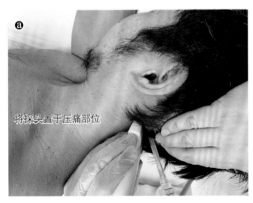

将探头置于压痛部位

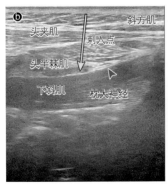

头夹肌　　　斜方肌

刺入点

头半棘肌

下斜肌　　枕大神经

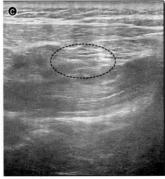

图 2-21 ● 超声引导下头半棘肌、枕大神经、下斜肌间注射（平面外法）

视频 2-15

E. 头夹肌、头最长肌、上斜肌之间

适应证	颈部疼痛、颈椎病、头痛
主要使用的药物	生理盐水或低浓度局部麻醉药
使用的超声探头	线阵探头

● 超声引导下注射（平面外法）

❶ 嘱患者取患侧朝上的侧卧位，医生在患者背侧进行操作。

❷ 在颈上部触摸到头半棘肌外侧的头最长肌，确认压痛点（图2-22a）。

❸ 将探头置于乳突稍下方，能观察到胸锁乳突肌、头夹肌、头最长肌（图2-22b）。

❹ 在有压痛感并且可以通过超声确认筋膜重叠、增厚的部位刺入注射针。

❺ 对头夹肌和头最长肌之间，头最长肌和上斜肌之间的筋膜进行松解（图2-22c ◯）。

✎ 要点

　　由于椎动脉位于上斜肌的深部，故应注意不能进针太深。可能引起的并发症有因血管穿刺引起的出血、血肿，穿刺部位感染，注射后穿刺部位疼痛，迟发性肌肉疼痛，胸腔内误穿刺（气胸、血胸），迷走神经反射等。

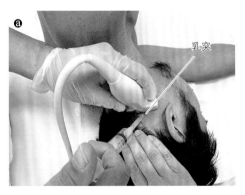

乳突

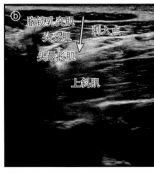

胸锁乳突肌
头夹肌　刺入点
头最长肌
上斜肌

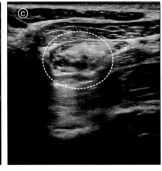

图2-22 ● 超声引导下头夹肌、头最长肌、上斜肌间注射（平面外法）视频2-16

F. 胸锁乳突肌、肩胛提肌之间

适应证	肩关节病、颈部扭伤后疼痛、颈部交感神经引起的各种症状、带状疱疹
主要使用的药物	生理盐水或低浓度局部麻醉药
使用的超声探头	线阵探头

● **超声引导下注射（平面外法）**

❶ 嘱患者取患侧朝上的侧卧位，医生在患者背侧进行操作。

❷ 在 C2~C4 水平找到胸锁乳突肌压痛感最强的部位，将探头置于此处（图 2-23a）。

❸ 描记出胸锁乳突肌、肩胛提肌、颈内动静脉（图 2-23b）。

❹ 在有压痛感并且可以通过超声确认筋膜重叠、增厚的部位刺入注射针。

❺ 向胸锁乳突肌和肩胛提肌之间的筋膜内注入药液，使其到达颈内动脉附近（图 2-23c ◯）。

✎ **要点**

　　由于颈内动脉周围布满交感神经，因此本操作有望改善交感神经（颈上神经节、颈中神经节）异常引起的症状，但由于有血管、神经损伤的可能，应在能控制好针尖的情况下实施操作。从比较浅层的胸锁乳突肌后方和肩胛提肌之间注入药液，使其扩散到颈内动脉近旁的方式几乎不存在合并症的风险。

　　由于向颈部注射有时会引起血压下降（尤其是年轻男性），因此不宜在坐位实施操作。

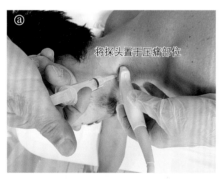

将探头置于压痛部位

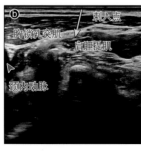

胸锁乳突肌　刺入点
肩胛提肌
颈内动脉

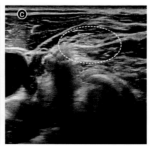

图 2-23 ● 超声引导下胸锁乳突肌、肩胛提肌间注射（平面外法）

视频 2-17

可能引起的并发症有因血管穿刺引起的出血、血肿，穿刺部位感染，注射后穿刺部位疼痛，迟发性肌肉疼痛，迷走神经反射，神经损伤（颈神经丛）等。

G. 臂丛神经（锁骨上）浅层

适应证	颈部疼痛、肩关节病、胸廓出口综合征、肩关节周围炎
主要使用的药物	生理盐水或低浓度局部麻醉药
使用的超声探头	线阵探头

● 超声引导下注射（平面外法）

❶ 嘱患者取患侧朝上的侧卧位，医生在患者背侧进行操作。

❷ 将探头置于锁骨上窝，在第 1 肋骨处确认到锁骨下动脉和臂丛神经（图 2-24a、2-24b）。

❸ 在有压痛感并且可以通过超声确认筋膜重叠、增厚的部位刺入注射针。

❹ 对臂丛神经、锁骨下动脉浅层的筋膜进行松解（图 2-24c ◌）。

✎ 要点

为避免误穿刺臂丛神经和血管，应缓慢进针。可能引起的并发症有因血管穿刺引起的出血、血肿，穿刺部位感染，注射后穿刺部位疼痛，迟发性肌肉疼痛，胸腔内误穿刺（气胸、血胸），神经损伤（臂丛神经）等。

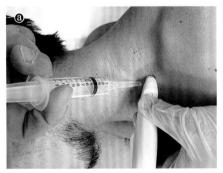

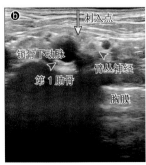

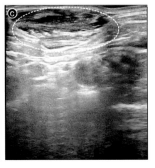

图 2-24 ● 超声引导下臂丛神经（锁骨上）浅层的筋膜注射（平面外法）　视频 2-18

H. 锁骨下肌、锁骨下动脉之间

适应证	颈部疼痛、肩关节病、胸廓出口综合征
主要使用的药物	生理盐水或低浓度局部麻醉药
使用的超声探头	线阵探头

● **超声引导下注射（平面外法）**

❶ 嘱患者取患侧朝上的侧卧位，医生在患者背侧进行操作。

❷ 沿着锁骨下缘确认到压痛点后，将探头置于此处，描记出锁骨短轴切面图（图2-25a）。

❸ 确认在锁骨的深部走行的锁骨下肌（图2-25b）。

❹ 在有压痛感并且可以通过超声确认筋膜重叠、增厚的部位刺入注射针。

❺ 对锁骨和锁骨下肌之间、锁骨下肌和在其深面走行的臂丛神经周围的筋膜进行松解（图2-25c ⬡）。

✎ **要点**

该方案适用于慢性肩关节周围炎、肩关节屈曲和外转时从颈部后方到胸背部产生疼痛的情况及过度外展试验（wright test）呈阳性的情况。多与G的臂丛神经（锁骨上）浅层的操作一起实施。可能引起的并发症有因血管穿刺引起的出血、血肿，穿

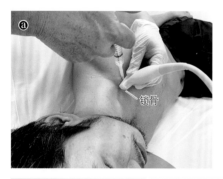

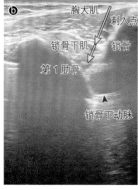

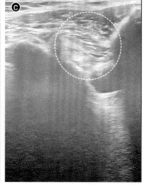

图2-25 ● 超声引导下锁骨下肌、锁骨下动脉间注射（平面外法）

视频 2-19

刺部位感染、注射后穿刺部位疼痛，迟发性肌肉疼痛，胸腔内误穿刺（气胸、血胸），
迷走神经反射等。

I. 中斜角肌、后斜角肌、第1肋骨之间

适应证	颈部疼痛、肩关节病、胸廓出口综合征
主要使用的药物	生理盐水或低浓度局部麻醉药
使用的超声探头	线阵探头

● 超声引导下注射（平面外法）

❶ 嘱患者取患侧朝上的侧卧位，医生在患者背侧进行操作。

❷ 将探头的中心放置于第47页用 G 的手法描记出的部位与第1肋骨之间，
将探头向头部平行移动（图 2-26a）。在中斜角肌的深层能看到辉度稍高
的后斜角肌。在这个部位出现压痛的情况多见。

❸ 确认第1肋骨、后斜角肌、中斜角肌、臂丛神经（图 2-26b）。

❹ 在有压痛感并且可以通过超声确认筋膜重叠、增厚的部位刺入注射针。

❺ 对中斜角肌和后斜角肌之间，后斜角肌内，后斜角肌和第1肋骨之间的
筋膜进行松解（图 2-26c ◌）。

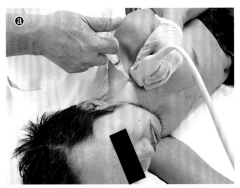

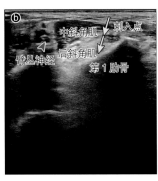

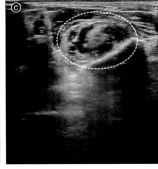

图 2-26 ● 超声引导下中斜角
肌、后斜角肌、第1肋骨间注
射（平面外法）〔视频 2-20〕

为避免误伤臂丛神经和血管，应从外侧慢慢刺入注射针。因此部位神经、血管丰富，故可使用彩色多普勒法找到安全的通路后进针。可能引起的并发症有因血管穿刺引起的出血、血肿，穿刺部位感染，注射后穿刺部位疼痛，迟发性肌肉疼痛，迷走神经反射，胸腔内误穿刺（气胸、血胸），神经损伤（臂丛神经）等。

J. C5~C8 神经根周围的筋膜（关于 C8 和 C6）

适应证	颈部疼痛、各个感觉支配区域的症状
主要使用的药物	生理盐水或低浓度局部麻醉药
使用的超声探头	线阵探头

● 超声引导下对 C8 神经根周围的筋膜进行注射（平面外法）

❶ 嘱患者取患侧朝上的侧卧位，医生在患者背侧进行操作。

❷ 探头从第 48 页用 H 的手法描记出的部位向头部平行移动，将第 1 肋骨的短轴切面图像变为长轴切面图像描记出直线状图像。此为第 1 肋骨的肋骨颈，为能描记出直线状图像，需要调整探头（图 2-27a）。

❸ 描记出在前斜角肌和中斜角肌之间走行的臂丛神经，确认与第 1 肋骨相接、并行的 C8 神经。由于在 C8 神经近旁走行的椎动脉也呈低回声图像，因此一定要用彩色多普勒超声进行确认（图 2-27b）。

❹ 在有压痛感并且可以通过超声确认筋膜重叠、增厚的部位刺入注射针。

❺ 对 C8 神经根周围的筋膜进行松解（图 2-27c ◯）。

本操作方法有降低 C8 神经根内侧的颈下神经节、第 1 胸交感神经节的异常刺入的可能性。因此部位神经、血管丰富，故可使用彩色多普勒法找到安全的通路后进针。如图 2-27a 所示，从探头的外上方斜向刺入针头，可能较安全。如果跟踪针尖失败，请拔出针头重新操作。

另外，在此处使用局部麻醉药可能引起颈交感神经麻痹综合征。

可能引起的并发症有因血管穿刺引起的出血、血肿，穿刺部位感染，注射后穿刺部位疼痛，迟发性肌肉疼痛，迷走神经反射，胸腔内误穿刺（气胸、血胸），神经损伤（臂丛神经）等。

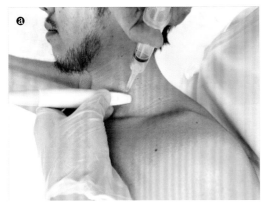

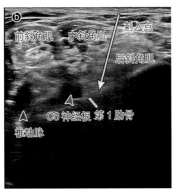

前斜角肌　中斜角肌　刺入点

后斜角肌

C8 神经根　第 1 肋骨

椎动脉

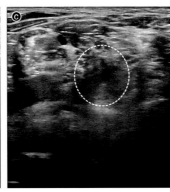

图 2-27 ● 在超声引导下行 C8 神经根周围的筋膜注射（平面外法）

视频 2-21

● 超声引导下对 C6 神经根周围的筋膜进行注射（平面外法）

❶ 嘱患者取患侧朝上的侧卧位，医生在患者背侧进行操作。

❷ 探头从 C8 神经根描记出的部位向头部平行移动，描记出只有后结节的 C7 神经根图像，从此处继续向头部移动（图 2-28a）。

❸ 由于 C6 神经根的前结节多比其他颈椎稍大，因此较易被找出，在前结节和后结节之间描记出 C6 神经根的低回声图像（图 2-28b）。

❹ 在有压痛感并且可以通过超声确认筋膜重叠、增厚的部位刺入注射针。

❺ 对 C6 神经根周围的筋膜进行松解（图 2-28c ◯）。

✎ **要点**

　　本操作方法适用于颈部后屈、侧屈时有自觉症状和 C6 区域感觉异常的情况。可能引起的并发症有因血管穿刺引起的出血、血肿，穿刺部位感染，注射后穿刺部位疼痛，迟发性肌肉疼痛，迷走神经反射，胸腔内误穿刺（气胸、血胸），神经损伤（C6 神经根）等。

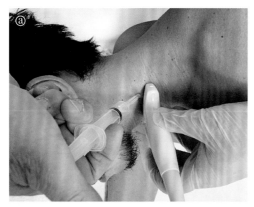

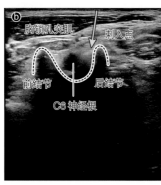
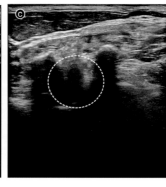

图 2-28 ● 在超声引导下行 C6 神经根周围的筋膜注射（平面外法） 视频 2-22

K. 肋横突外侧韧带

适应证	颈部疼痛、肩关节病、胸廓出口综合征
主要使用的药物	生理盐水或低浓度局部麻醉药
使用的超声探头	线阵探头

● 超声引导下注射（平面外法）

❶ 嘱患者取患侧朝上的侧卧位，医生在患者背侧进行操作。

❷ 首先在肋骨短轴上从第 1 肋骨前方向后方进行扫查，在胸肋关节处，肋骨的短轴切面图发生变化，在该部分将探头向长轴方向旋转。

❸ 确认最长肌深部的堆叠筋膜以及第 1 肋骨和胸椎横突之间的肋横突外侧韧带。

❹ 有压痛感并且可以通过超声确认筋膜重叠、增厚的部位刺入注射针。

❺ 对最长肌深部、肋横突外侧韧带和第 1 肋骨间的筋膜进行松解。

✎ 要点

当使用第 48 页 H 的方案症状仍无法改善时可考虑使用此方案。确认好皮肤表面到胸膜的距离，须非常小心避免气胸的发生。可能引起的并发症有因血管穿刺引起的出血、血肿，穿刺部位感染，注射后穿刺部位疼痛，迟发性肌肉疼痛，迷走神经反射以及胸腔内误穿刺（气胸、血胸）等。

L. 颈长肌（颈中神经节）

适应证	颈部疼痛、肩关节病、带状疱疹
主要使用的药物	生理盐水或低浓度局部麻醉药
使用的超声探头	线阵探头

●超声引导下注射（平面外法）

❶ 嘱患者取患侧朝上的侧卧位，医生在患者背侧进行操作。

❷ 向外侧推动颈总动脉后能触摸到颈椎横突前面的颈长肌。

❸ 使用微型凸阵探头时，探头自身会将颈总动脉往外侧推压；使用线阵探头时，用第3指将颈总动脉向外侧推压，触摸颈椎横突前面的颈长肌（图2-29a）。

❹ 在压痛部用超声确认筋膜筋膜重叠、增厚的部位（图2-29b）。

❺ 在有压痛感并且可以通过超声确认堆叠的部位刺入注射针。

❻ 对颈长肌周围的筋膜进行松解（图2-29c ◯）。

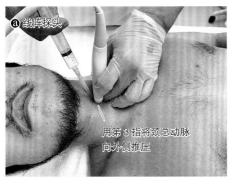

ⓐ 线阵探头

用第3指将颈总动脉
向外侧推压

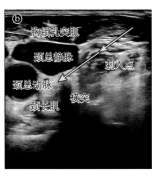

ⓑ 胸锁乳突肌
颈总静脉
刺入点
颈总动脉
横突
颈长肌

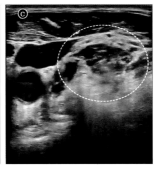

ⓒ

图2-29 ● 超声引导下对颈长肌
（颈中神经节）注射（平面外法）

视频2-23

✎ **要点**

　　应特别注意颈部注射时可能会引起血压下降（尤以男性居多）。使用彩色多普勒超声确认血管时，一定要将颈总动脉推压至外侧后设定出安全的通道。在没有安全刺入路径的情况下（图2-30a），用第3指将颈总动脉推至外侧再进针（图2-30b、2-30c）。可能引起的并发症有因血管穿刺引起的出血、血肿，穿刺部位感染，注射后穿刺部位疼痛，迟发性肌肉疼痛，迷走神经反射等。

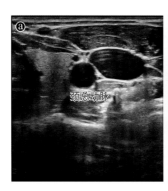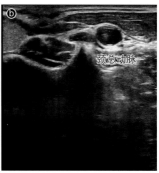

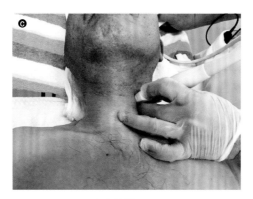

图 2-30 ● 颈总动脉的推压
a. 无推压；b. 有推压；c. 推压的情况（体表）

M. 项韧带

适应证	颈部疼痛（特别是后屈时）、肩关节病、以头后部为中心的疼痛、颈部活动受限
主要使用的药物	生理盐水或低浓度局部麻醉药
使用的超声探头	线阵探头

● **超声引导下注射（平面外法）**

❶ 嘱患者取患侧朝上的侧卧位，医生在患者背侧进行操作。

❷ 确认颈椎棘突间的压痛点，将探头置于此处，描记项韧带长轴切面图（图2-31a）。

54　超声引导下肌骨介入治疗图解

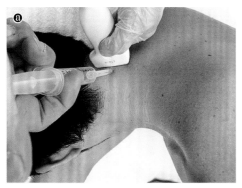

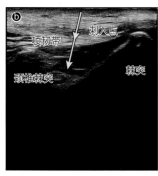

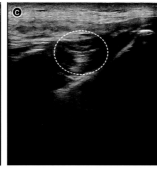

图 2-31 ● 超声引导下项韧带注射（平面外法） 视频 2-24

❸ 确认在颈椎棘突间走行的项韧带（图 2-31b）。在有压痛感并且可以通过超声确认筋膜重叠、增厚的部位刺入注射针。

❹ 对皮下组织和项韧带之间、项韧带的纤维内组织进行松解（图 2-31c ○）。

✎ 要点

本操作方法适用于棘突间被分离、压缩的颈椎屈曲和伸展运动导致疼痛感增强的情况。可能引起的并发症有因血管穿刺引起的出血、血肿，穿刺部位感染，注射后穿刺部位疼痛，迟发性肌肉疼痛，迷走神经反射等。

N. 硬膜、黄韧带复合体（LFD）

适应证	颈部疼痛、肩关节病、颈部活动受限
主要使用的药物	生理盐水或低浓度局部麻醉药
使用的超声探头	凸阵探头、线阵探头

● 超声引导下注射（平面外法）

❶ 嘱患者取患侧朝上的侧卧位，医生在患者背侧进行操作。

❷ 先使用凸阵探头，观察全貌，以便了解病灶（图 2-32a）。

❸ 使用线阵探头从后面进行观察（图 2-32b）。

❹ 确认沿椎管后壁走行的硬膜、黄韧带复合体（ligamentaum flavum and dorsal dura comple，LFD）（图 2-32c）。

❺ 在有压痛感并且可以通过超声确认筋膜重叠、增厚的部位刺入注射针。

❻ 对硬膜、黄韧带复合体和黄韧带之间的筋膜进行松解（图 2-32d）。

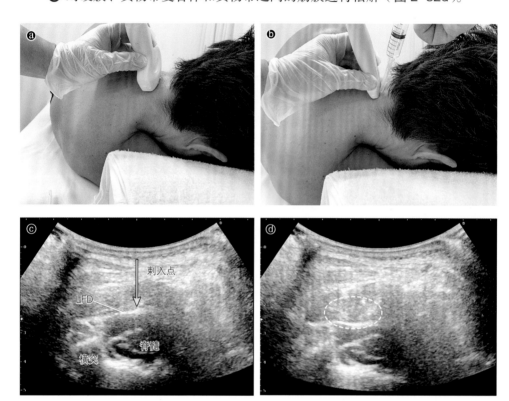

图 2-32 ● 超声引导下 LFD 注射（平面外法）　视频 2-25

✎ 要点

　　在颈椎屈曲使黄韧带拉伸引起疼痛加重时和对项韧带的治疗无法取得良好的效果时可进行 LFD 注射。可能引起的并发症有因血管穿刺引起的出血、血肿，穿刺部位感染，注射后穿刺部位疼痛，迟发性肌肉疼痛，迷走神经反射等。

O. 头后大直肌、头半棘肌之间

适应证	颈部疼痛、以枕部为中心的头痛
主要使用的药物	生理盐水或低浓度局部麻醉药
使用的超声探头	线阵探头

- **超声引导下注射（平面外法）**

❶ 嘱患者取患侧朝上的侧卧位，医生在患者背侧进行操作。

❷ 触摸到 C2 棘突，将探头置于 C2 棘突和枕骨下项线外侧的连线上（图 2-33a）。

❸ 确认从 C2 棘突向枕骨下项线外侧走行的头后大直肌的长轴切面图（图 2-33b）。

❹ 在有压痛感并且可以通过超声确认筋膜重叠、增厚的部位刺入注射针。

❺ 对头后大直肌和头半棘肌之间的筋膜进行松解（图 2-33c ◯）。

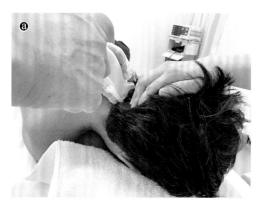

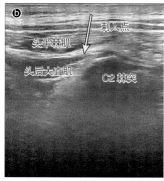 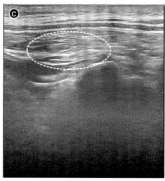

图 2-33 ● 超声引导下头后大直肌、头半棘肌间注射（平面外法）　视频 2-26

✎ **要点**

本操作方法适用于头前伸和上部颈椎转动的可动区域狭窄的情况。可能引起的并发症有因血管穿刺引起的出血、血肿，穿刺部位感染，注射后穿刺部位疼痛，迟发性肌肉疼痛，迷走神经反射等。

P. 颈椎平面（facet）周围

适应证	颈部疼痛、肩关节病、颈部活动受限
主要使用的药物	生理盐水或低浓度局部麻醉药
使用的超声探头	线阵探头

● **超声引导下注射（平面外法）**

❶ 嘱患者取患侧朝上的侧卧位，医生在患者背侧进行操作。

❷ 将探头放置于上关节突起和下关节突起的长轴上（图 2-34a）。

❸ 确认颈椎平面（图 2-34b）。

❹ 在有压痛感并且可以通过超声确认筋膜重叠、增厚的部位刺入注射针。

❺ 对在颈椎平面周围堆叠的筋膜进行松解（图 2-34c ○）。

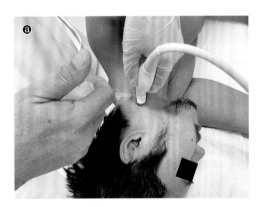

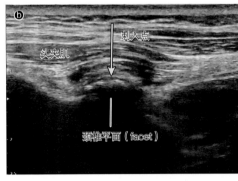

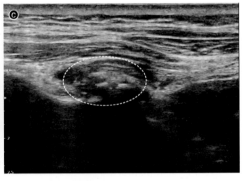

图 2-34 ● 超声引导下颈椎平面周围注射（平面外法） 视频 2-27

✎ **要点**

本操作方法适用于颈部伸展和侧屈时疼痛加重的情况。可能引起的并发症有因血管穿刺引起的出血、血肿，穿刺部位感染，注射后穿刺部位疼痛，迟发性肌肉疼痛，迷走神经反射，胸腔内误穿刺（气胸、血胸）等。

Q. 翼外肌、颞肌、咬肌之间

适应证	颈部疼痛、肩关节病、头痛、下颌关节病、中枢神经感觉异常（纤维肌痛等）
主要使用的药物	生理盐水或低浓度局部麻醉药
使用的超声探头	线阵探头

• 超声引导下注射（平面外法）

❶ 嘱患者取患侧朝上的侧卧位，医生在患者背侧进行操作。

❷ 将探头置于颞肌的长轴上，嘱患者张口、闭口以定位颞肌（图2-35a、2-35b）。

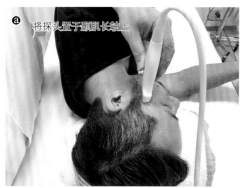

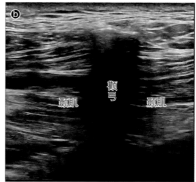

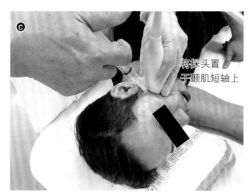

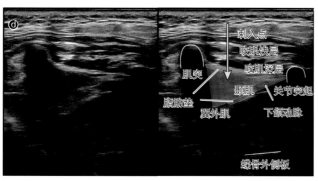

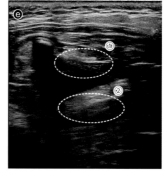

图2-35 ● 超声引导下翼外肌、颞肌、咬肌间注射（平面外法）　视频2-28　视频2-29

在操作过程中嘱患者张口、闭口能较容易地定位颞肌。翼外肌治疗有时可使全身性的症状得到有效缓解。具体来说，外伤性颈部综合征（即"鞭打性损伤"）的治疗过程中也常常对这个部位进行治疗。这是因为人在突然遭受外力打击时，会呈牙关紧闭状态。另外，对于纤维肌痛等中枢神经过敏综合征或中枢敏感性综合征（central sensitivity syndrome）的患者来说，对颌关节的评价、治疗是非常重要的。在这个部位的治疗中，应与口腔医生合作，主要进行以功能矫正和缓解肌肉紧张为目的的咬合状态调整。

可能引起的并发症有因血管穿刺引起的出血、血肿，穿刺部位感染，注射后穿刺部位疼痛，迟发性肌肉疼痛，迷走神经反射等。

❸ 确认颞肌深度，将探头从颞肌长轴位向短轴位旋转（图2-35c）。

❹ 确认颞肌浅部的咬肌和深部的翼外肌（图2-35d）。

❺ 对颞肌和咬肌之间（图2-35e ①）、颞肌和翼外肌之间（图2-35e ②）的筋膜进行松解。

3.2 针对齿状突加冠综合征（CDS）的筋膜液体松解

适应证	颈部疼痛、肩关节病、颈部显著活动受限
主要使用的药物	生理盐水或低浓度局部麻醉药，局部麻醉药（＋类固醇药物）
使用的超声探头	凸阵探头

A. 齿状突加冠综合征（crowned dens syndrome，CDS）

• 超声引导下注射（平面外法）

❶ 嘱患者取患侧朝上的侧卧位，颈部轻度屈曲，医生在患者背侧进行操作。

❷ 将探头垂直于第1、第2颈椎间的项韧带放置（图2-36a）。

❸ 在超声图像上确认第2颈椎齿状突周围的高回声图像（图2-36b）。

❹ 在后纵韧带的前方刺入注射针。

❺ 确认药液从后纵韧带扩散到齿状突周围（图2-36c ○）。

当超声检查观察到齿状突周围钙化，颈部疼痛伴显著性可活动区域受限时，可采用此方案。

可能引起的并发症有因血管穿刺引起的出血、血肿，穿刺部位感染，注射后穿刺部位疼痛，迟发性肌肉疼痛，迷走神经反射等。

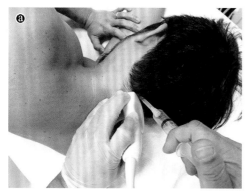

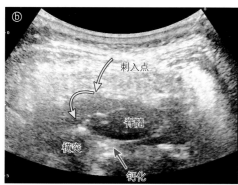

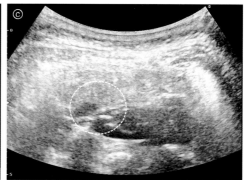

图 2-36 ● 超声引导下 CDS 注射（平面外法） 视频 2-30

3.3 针对带状疱疹的筋膜液体松解

前文介绍的"1-F 胸锁乳突肌、肩胛提肌之间""1-L 颈长肌（颈中神经节）""2-A 齿状突加冠综合征"这 3 种方案可替代传统的星状神经节阻滞以及硬膜外阻滞。

🖊 要点

对于因筋膜异常引起的颈部僵硬、肩关节病的治疗，有从局部治疗到运动疗法的全方位治疗方案。但如果没有选择合适的治疗方法，则症状难以得到改善。为了进行治疗方案的选择，需对疼痛源做出评价，仅做超声检查还不够充分，应时刻有意识地思考患者主诉症状的部位是否为放射痛，在问诊、动作评价、仔细地触诊后，再通过超声进行动态评价及局部评价。

另外，在局部治疗的同时还应对引起疼痛的原因（动作习惯、龋齿和睡眠呼吸暂停综合征等）做出对策以预防复发。高精度的注射疗法，使患者明白疼痛的准确来源，对疼痛治疗充满信心，愿意积极配合治疗。

参考文献

［1］「解剖・動作・エコーで導く Fascia リリースの基本と臨床 ―筋膜リリースから Fascia リリースへ」（木村裕明，他／編），文光堂，2017
［2］小林 只，他：急性頸部痛の鑑別とエコーガイド下注射の適応．整形・災害外科，60：841-51，2017

4 肘关节和肘关节周围组织的注射疗法

土屋笃志

4.1 肘关节

适应证	肘关节炎、类风湿关节炎	变形性肘关节病、骨软骨损伤等
主要使用的药物	类固醇药物、局部麻醉药	透明质酸、局部麻醉药
使用的超声探头	线阵探头（到第 6 小节均为相同探头）	

A. 超声引导下注射（平面外法）

❶ 嘱患者取坐位，将前臂放置于操作台上，肘部在操作台外面保持稳定（图 2-37a）。

❷ 将探头置于肘外侧，与前臂平行，描记出肱桡关节（图 2-37b、2-37c）。

❸ 对从探头下方的肘三角到肱桡关节处进行消毒。

❹ 调整探头位置，将肱桡关节间隙放置于画面中央。

❺ 在探头后方 5~10mm 的范围内进针（图 2-37d）。

❻ 在肱桡关节的裂隙处描记出针尖，注入药液（图 2-37e）。

❼ 当药液进入关节内后，能确认到药液的流动和含空气的药液颗粒。

B. 体表标记法

❶ 嘱患者取坐位，将前臂放置于操作台上，保持稳定（图 2-38a）。

❷ 触摸到以桡骨小头、肱骨外上髁、鹰嘴围成的肘三角的中心（刺入点）。

❸ 以刺入点为中心进行消毒。

❹ 单手稳定住患者的肘和前臂，从刺入点垂直刺入皮肤，确认无回血或者无注射阻力后注入药液（图 2-38b）。

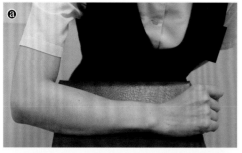

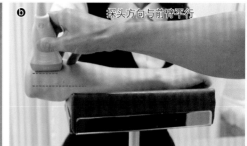

探头方向与前臂平行

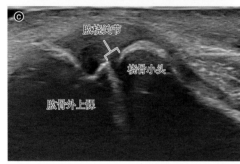

肱桡关节

桡骨小头

肱骨外上髁

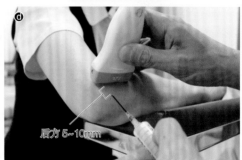

后方 5~10mm

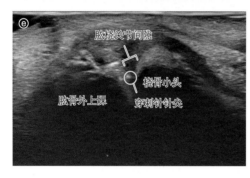

肱桡关节间隙

桡骨小头

穿刺针针尖

肱骨外上髁

图 2-37 ● 超声引导下肘关节内注射（平面外法） 视频 2-31

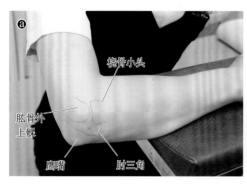

桡骨小头

肱骨外上髁

鹰嘴

肘三角

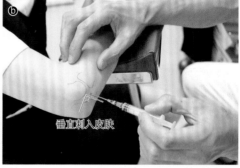

垂直刺入皮肤

图 2-38 ● 用体表标记法行肘关节内注射

4.2　尺神经

适应证	肘管综合征、习惯性尺神经滑脱
主要使用的药物	局部麻醉药、类固醇药物、生理盐水、透明质酸
使用的超声探头	线阵探头

A. 超声引导下注射（平面内法）

❶ 嘱患者取仰卧位，肩外旋、外转 90°，肘屈曲。将探头垂直放置于肘内侧或上臂上，描记出尺神经的短轴切面图（图 2-39a、2-39b）。

❷ 调整探头的位置，使尺神经被描记在图像的刺入部位附近。

❸ 对探头前方进行消毒。

❹ 在探头上方 5~10mm 的范围内进针（图 2-39c）。

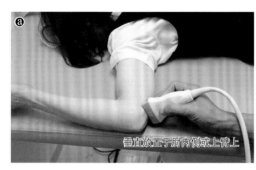
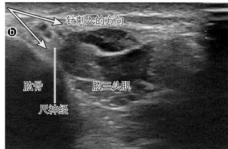
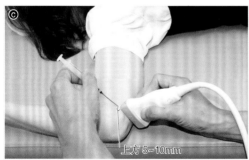
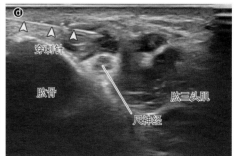
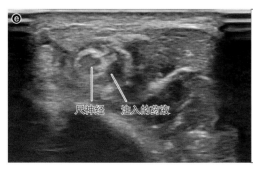
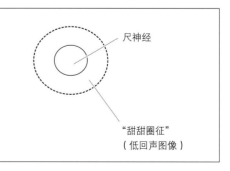

图 2-39 ● 超声引导下尺神经注射（平面内法）　视频 2-32

本病例是在肘管处实施注射的

❺ 在图像上确认注射针插入 1cm 左右后，在尺神经周围注入药液，使神经液性剥离（图 2-39d）。如果在图像里无法找到针尖，则使注射针保持不动，移动探头以探查针尖。

❻ 尺神经被注入的药液包围，即可观察到"甜甜圈征"（图 2-39e）。

B. 超声引导下注射（平面外法）

❶ 嘱患者取仰卧位，肩外旋、外转 90°，肘屈曲。将探头垂直放置于肘内侧或上臂、前臂上，描记出尺神经的短轴切面图（图 2-40a、2-40b）。尺侧腕屈肌（FCU）的尺骨头和肱骨头间有尺神经穿过。

❷ 调整探头的位置，使尺神经被描记在图像中央。

❸ 对探头近端进行消毒。

❹ 向图像中央的尺神经刺入注射针（图 2-40c）。

❺ 描记出注射针进入 1cm 后，在尺神经的正上方注入药液，使神经液性剥离。

❻ 将探头向远端移动，将注射针深深地刺入远端部位进行液性剥离。操作中应避免误穿刺到神经组织。

❼ 确认有"甜甜圈"征。

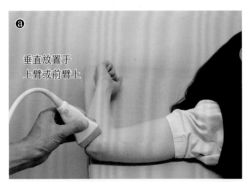

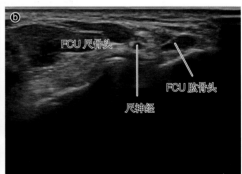

FCU 尺骨头

FCU 肱骨头

尺神经

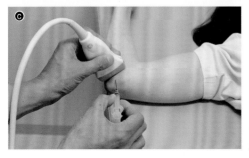

图 2-40 ● 超声引导下尺神经注射（平面外法）
本病例是在三角韧带部位实施注射的

🖎 要点

采用平面内法进行超声引导下注射相对来说容易掌握，而采用平面外法进行超声引导下注射较难掌握，但通过1个部位的穿刺也能进行大范围的尺神经液性剥离。因体表标记法存在神经误穿刺的风险，应避免使用，须在超声引导下进行穿刺。针对假性神经瘤的病例，药液中可混合类固醇药物。当尺神经剥离时多采用注入生理盐水或透明质酸的方法。

4.3 肱骨外上髁（桡侧短伸肌腱）

适应证	肱骨外上髁炎
主要使用的药物	局部麻醉药、类固醇药物
使用的超声探头	线阵探头

A. 超声引导下注射（平面内法）

❶ 嘱患者取坐位，肘屈曲 90°，前臂置于操作台上。

❷ 将探头放置于肱骨外上髁，与前臂平行（图 2-41a），描记出桡侧短伸肌腱的长轴切面图，呈低回声信号，以及用彩色多普勒超声描记出血流增

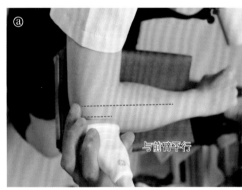
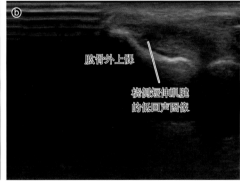
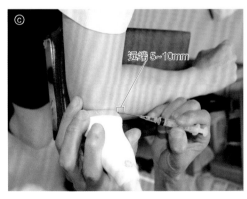
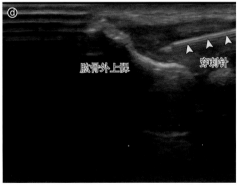

图 2-41 ● 超声引导下肱骨外上髁注射（平面内法）　视频 2-33

加区域远端的穿刺部位（图2-41b）。

❸ 对探头进行消毒。

❹ 在探头5~10mm的范围内进针（图2-41c）。确认注射针插入1cm后，找到针尖，针尖到达病变部位后注入药液（图2-41d）。

B. 体表标记法

❶ 嘱患者取坐位，肘屈曲90°，前臂置于操作台上（图2-42a）。

❷ 仔细定位肱骨外上髁的压痛点。

❸ 以压痛点为中心进行消毒。

❹ 在压痛点上垂直刺入皮肤，在确认无回血或者无注射阻力后注入药液（图2-42b）。

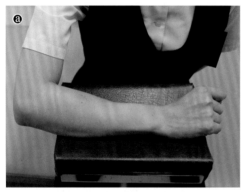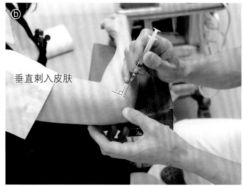

垂直刺入皮肤

图 2-42 ● 用体表标记法行肱骨外上髁注射

4.4 肱骨内上髁

适应证	肱骨内上髁炎
主要使用的药物	局部麻醉药、类固醇药物
使用的超声探头	线阵探头

A. 超声引导下注射（平面内法）

❶ 嘱患者取坐位，肘屈曲90°，前臂置于操作台上。

❷ 将探头放置于肱骨内上髁，与前臂平行（图2-43a），描记出内旋肌群附着部的长轴切面图的低回声区域，以及用彩色多普勒超声描记出血流增加的区域（图2-43b）。

❸ 对探头远端进行消毒。

❹ 从探头远端 5~10mm 的范围内进针（图 2-43c）。

❺ 确认注射针插入 1cm 后，找到针尖，针尖到达病变部位后注入药液（图 2-43d）。

B. 体表标记法

❶ 嘱患者取坐位，肘屈曲 90°，前臂置于操作台上，肩部外旋（图 2-44a）。

❷ 仔细定位肱骨内上髁的压痛点。

❸ 以压痛点为中心进行消毒。

❹ 在压痛点上垂直刺入皮肤，在确认无回血或者无注射阻力后注入药液（图 2-44b）。

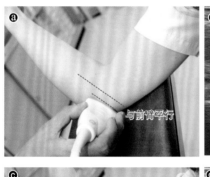
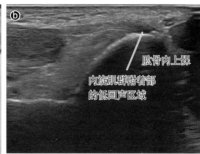
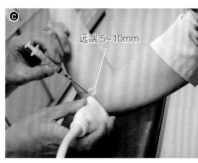
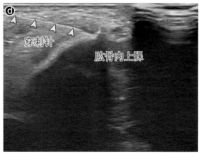

图 2-43 ● 超声引导下肱骨内上髁注射（平面内法）

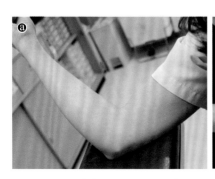
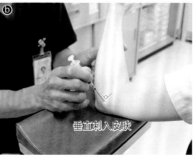

图 2-44 ● 用体表标记法行肱骨内上髁注射

4.5 旋外肌、肱桡肌间

适应证	肘外侧深部疼痛、外旋疼痛等主诉，旋外肌压痛
主要使用的药物	局部麻醉药、生理盐水等
使用的超声探头	线阵探头

A. 在超声引导下行液性剥离（平面内法）

❶ 嘱患者取坐位，肘轻度屈曲或伸展，前臂置于操作台上。

❷ 将探头沿着前臂短轴方向放置于前臂近端外侧（图 2-45a），描记出旋外肌的短轴切面图（图 2-45b）。

❸ 对探头外侧进行消毒。

❹ 在探头外侧 1cm 处以与探头平行的角度刺入注射针（图 2-45c）。

❺ 确认注射针插入 1cm 后，找到针尖，移动针尖至旋外肌表面注入药液，行液性剥离（图 2-45d）。也可以同时进行桡神经深支的液性剥离。

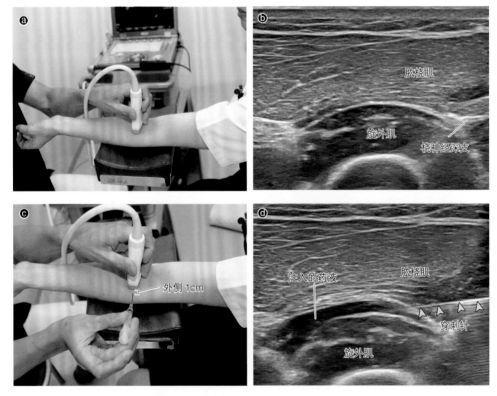

图 2-45 ● 在超声引导下行旋外肌、肱桡肌间液性剥离（平面内法） 视频 2-34

由于在没有超声设备的情况下很难定位旋外肌，因此笔者是在超声引导下实施上述操作的。

4.6 桡神经

适应证	主诉肘外侧深部疼痛且桡神经正上方有压痛感
主要使用的药物	局部麻醉药、类固醇药物、生理盐水等
使用的超声探头	线阵探头

A. 在超声引导下行液性剥离（平面内法）

❶ 嘱患者取坐位，肘轻度屈曲或伸展，前臂置于操作台上。

❷ 将探头沿着前臂短轴方向放置于肘前面（图 2-46a），描记出桡神经的短轴切面图（图 2-46b）。

❸ 对探头外侧进行消毒。

❹ 在探头外侧 1cm 处以与探头平行的角度刺入注射针（图 2-46c）。

❺ 确认注射针插入 1cm 后，找到针尖，向桡神经周围诱导后注入药液，行液性剥离（图 2-46d）。

❻ 确认有"甜甜圈征"（图 2-46e）。

✎ 要点

本病例是在肱骨小头水平进行注射的，但在远端的旋外肌水平（桡神经深支）也可以实施注射。用超声详细观察压痛部位，确定注射部位。由于在没有超声的情况下很难定位神经，且神经误穿刺的风险也非常大，因此一定要在超声引导下进行。

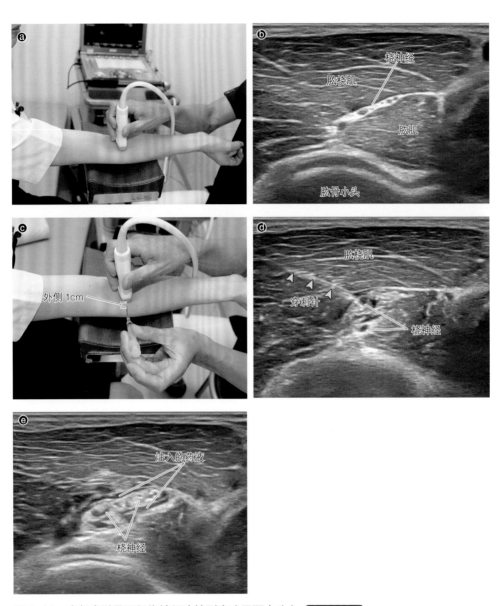

图 2-46 ● 在超声引导下行桡神经液性剥离（平面内法） 视频 2-35

本病例是在肱骨小头水平进行注射的

5

手、指关节和手关节周围组织的注射疗法

岩仓菜穗子

5.1　腕管

适应证	腕管综合征
主要使用的药物	类固醇药物（糖皮质激素 4~5mg）+ 局部麻醉药（1% 利多卡因 0.5~1ml）
使用的超声探头	线阵探头

A. 超声引导下注射（平面外法）

❶ 使前臂外旋，将腕关节放置于操作台上（图 2-47a）。

❷ 将探头置于腕远端横纹的附近，描记出腕管（图 2-47b、2-47c）。

❸ 将正中神经和尺动脉之间作为刺入点，以刺入点为中心进行消毒。

❹ 在前臂将注射针从近端向远端倾斜 20°~25° 插入，针的方向与前臂平行（图 2-47d）。

❺ 在腕管内描记出针尖的点状高回声图像后注入药液（图 2-47e）。

B. 体表标记法

❶ 使前臂外旋，将腕关节放置于操作台上。

❷ 使拇指和小指的指尖对合，腕关节轻度屈曲，定位掌长肌腱（图 2-48a）。要注意的是，掌长肌腱缺失的病例也有很多（图 2-48b）。

❸ 在腕远端横纹的 1 横指附近，以掌长肌腱的尺侧缘为刺入点（图 2-48c）。

❹ 以刺入点为中心进行消毒。

❺ 在前臂将注射针从近端向远端倾斜 20°~25° 插入，针的方向与前臂平行（图 2-48d、2-48e）。确认无注射阻力后注入药液。

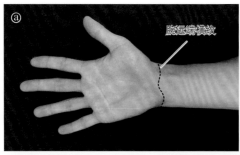

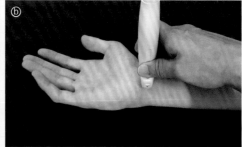

腕远端横纹

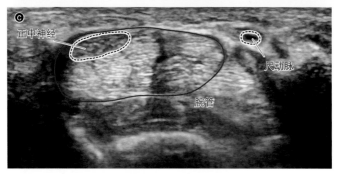

正中神经

尺动脉

腕管

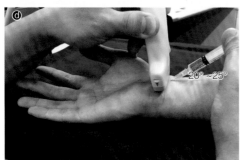

20°~25°

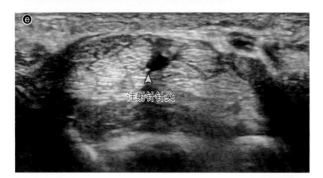

注射针针尖

图 2-47 ● 超声引导下腕管内注射（平面外法）　视频 2-36

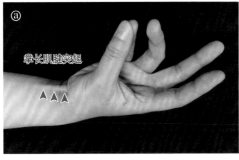
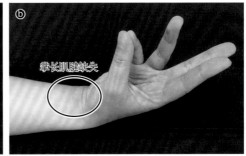

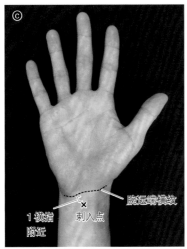
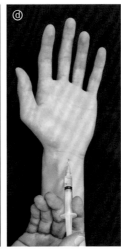
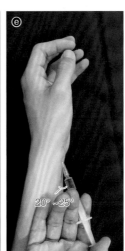

图 2-48 ● 以体表标记法行腕管内注射

5.2　第 1 腱鞘

适应证	桡骨茎突腱鞘炎
主要使用的药物	类固醇药物（糖皮质激素 4~5mg）+ 局部麻醉药（1% 利多卡因 0.5~1ml）
使用的超声探头	线阵探头

A. 超声引导下注射（平面外法）

❶ 使前臂处于中立位，将腕关节放置于操作台上（图 2-49a）。

❷ 将探头置于桡骨茎突的远端水平，描记出拇短伸肌（EPB）和拇长展肌（APL）的短轴切面图（图 2-49b）。

❸ 拇短伸肌周围的腱鞘多呈厚的低回声图像。将患侧与健侧进行对比后能清楚地发现其不同之处（图 2-49c）。

❹ 将探头调整到拇短伸肌出现在图像中间时的位置。

❺ 以刺入点为中心进行消毒。

❻ 在前臂将注射针从近端向远端倾斜 20°~25° 插入，针的方向与前臂平行（图 2-49d）。

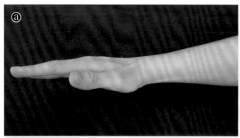
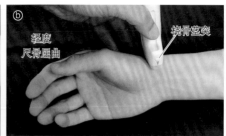

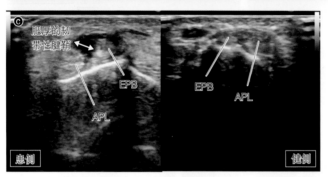

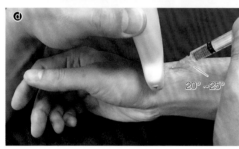
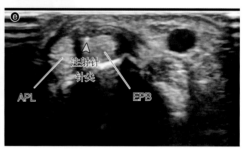

图 2-49 ● 超声引导下第 1 腱鞘内注射（平面外法） 视频 2-37

桡骨茎突腱鞘炎的病例

EPB：拇短伸肌　　APL：拇长展肌

❼ 在第 1 腱鞘内追踪到注射针针尖高回声图像后注入药液（图 2-49e）。

✎ 要点

第 1 腱鞘内的注射也可以从远端向近端刺入，但由于需要患者做出诱发疼痛的拇指内翻动作，因此注射很难顺利进行。

B. 体表标记法

❶ 使前臂处于中立位，将腕关节放置于操作台上。

❷ 使拇指向桡侧外展，确认拇短伸肌放松（图 2-50a）。

❸ 以拇短伸肌正上方的桡骨茎突远端为刺入点（图 2-50b）。

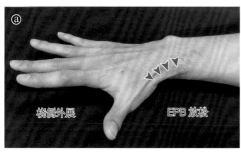

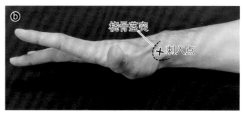

桡骨茎突

刺入点

桡侧外展   EPB 放松

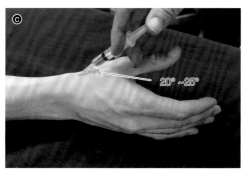

20°~25°

图 2-50 ● 体表标记法行第 1 腱鞘内注射

EPB：拇短伸肌

❹ 以刺入点为中心进行消毒。

❺ 注射针在前臂的桡骨茎突水平从远端向近端倾斜 20°~25° 插入，穿过拇短伸肌直至触及桡骨（图 2-50c）。

❻ 用手指在注射器上增加压力，慢慢退针，确认无注射阻力后注入药液。

5.3　手指腱鞘

适应证	狭窄性腱鞘炎（弹响指）
主要使用的药物	类固醇药物（糖皮质激素 4~5mg）+ 局部麻醉药（1% 利多卡因 0.5~1ml）
使用的超声探头	线阵探头

A. 超声引导下注射（平面外法）

❶ 使前臂处于外旋位，将腕关节放置于操作台上（图 2-51a）。

❷ 将探头置于指近侧横纹的近端水平，描记出韧带性腱鞘［A1 滑车（A1 pulley）］的图像（图 2-51b，2-51c）。屈肌腱周围的 A1 滑车呈厚的低回声图像。

❸ 将探头调整到屈肌腱出现在图像中间时的位置。

❹ 以刺入点为中心进行消毒。

5 在前臂将注射针从近端向远端倾斜 20°~25° 插入，针的方向与前臂平行（图 2-51d）。

6 在 A1 滑车内追踪到注射针针尖的高回声图像后注入药液（图 2-51e）。

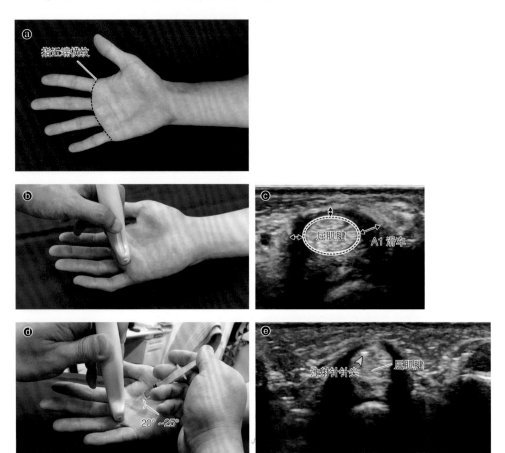

图 2-51 ● 超声引导下手指腱鞘内注射（平面外法） 视频 2-38
弹响指的病例

B. 体表标记法

1 使前臂处于外旋位，将腕关节放置于操作台上。

2 由于 A1 滑车位于掌远纹横纹远端和指近端横纹之间，因此在手指的中线上两横纹的中间进针（图 2-52a）。对于拇指，在手指中线和拇指指近端横纹的交点处进针（图 2-52b）。值得注意的是，如果不使前臂过度外旋，则无法暴露拇指正面。

3 以刺入点为中心进行消毒。

❹ 在前臂将注射针从近端向远端倾斜 20°~25° 插入，针的方向与手指中线平行（图 2-52c、2-52d）。

❺ 用手指在注射器上增加压力，慢慢退针，确认无注射阻力后注入药液。

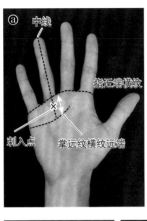
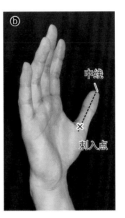
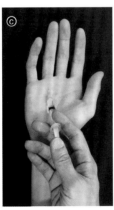
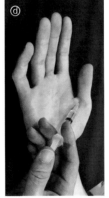

图 2-52 ● 以体表标记法行手指腱鞘内注射

5.4 拇指腕掌（CM）关节

适应证	拇指 CM 关节病
主要使用的药物	类固醇药物（糖皮质激素 4~5mg）+ 局部麻醉药（1% 利多卡因 0.5~1ml）
使用的超声探头	线阵探头

A. 超声引导下注射（平面外法）

❶ 使前臂处于中立位，将腕关节放置于操作台上（图 2-53a）。

❷ 将探头置于拇短伸肌的掌侧，以与肌腱平行的方向进行扫描（图 2-53b）。

❸ 描记出第 1 掌骨和大多角骨，调整探头使拇指 CM 关节（第 1 掌骨骨关节）位于画面中央（图 2-53c）。

❹ 以刺入点为中心进行消毒。

❺ 由于桡动脉在 CM 关节的背侧通过，因此应从掌侧进针（图 2-53d）。

❻ 在拇指 CM 关节间隙内追踪到注射针针尖的点状高回声图像后注入药液（图 2-53e）。

❼ 在关节内有药液进入后，可见关节间隙变大。

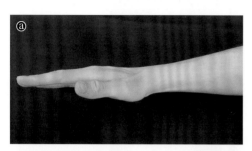

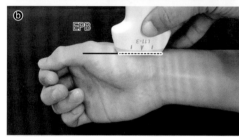
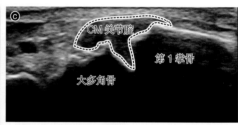

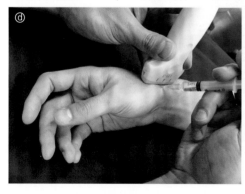
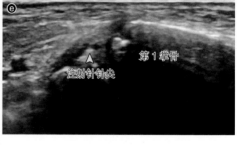

图 2-53 ● 超声引导下拇指 CM 关节内注射（平面外法）　视频 2-39
EPB：拇短伸肌

B. 体表标记法

❶ 使前臂处于中立位，将腕关节放置于操作台上。

❷ 使腕关节轻度屈曲，在第 1 掌骨底确认 CM 关节（图 2-54a）。在矢状面，CM 关节从第 1 掌骨表面向远端倾斜 15°~20°。

❸ 以刺入点为中心进行消毒。

❹ 将注射针从第 1 掌骨的骨轴垂线向远端倾斜 15°~20° 后刺入（图 2-54b）。

❺ 用手指在注射器上增加压力，确认无注射阻力后注入药液。

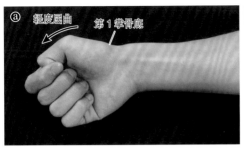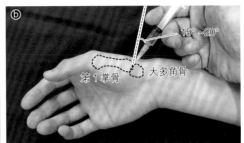

图 2-54 ● 以体表标记法行拇指 CM 关节内注射

5.5 腕关节

适应证	类风湿关节炎、腕关节炎（外伤后等）、变形性关节病
主要使用的药物	类固醇药物（糖皮质激素 4~5mg）+ 局部麻醉药（1% 利多卡因 0.5~1ml）
使用的超声探头	线阵探头

A. 超声引导下注射（平面外法）

❶ 使前臂处于内旋位，将腕关节放置于操作台上（图 2-55a）。

❷ 将探头置于腕关节背侧中央的中指连线上进行扫描（图 2-55b）。

❸ 描记出桡骨和舟状骨，调整探头使腕关节位于画面中央（图 2-55c）。

❹ 以刺入点为中心进行消毒，刺入点为腕关节桡侧而非尺侧（图 2-55d）。

❺ 在腕关节间隙内确认到注射针针尖的点状高回声图像后注入药液（图 2-55e）。

B. 体表标记法

❶ 使前臂处于内旋位，将腕关节放置于操作台上，使腕关节轻度屈曲。

❷ 在 Lister 结节远端 1cm 处，以拇长伸肌腱（EPL）和指总伸肌腱（EDC）之间（腕关节镜 3~4 入路）为刺入点（图 2-56a）。

❸ 以刺入点为中心进行消毒。

❹ 由于桡骨远端存在掌倾角，故在桡骨轴垂线远端倾斜 15°~20° 刺入注射针，确认无注射阻力后注入药液（图 2-56b）。

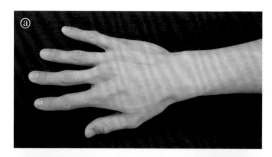

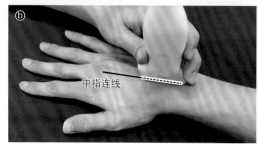

中指连线

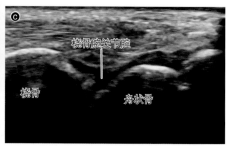

桡骨腕关节腔

桡骨　　　舟状骨

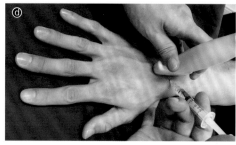

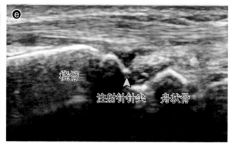

桡骨

注射针针尖　舟状骨

图 2-55 ● 超声引导下腕关节注射（平面外法）

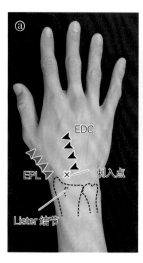

EDC

EPL　×　刺入点

Lister 结节

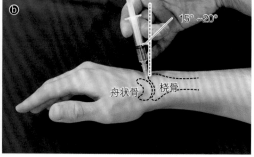

15°~20°

舟状骨　　桡骨

图 2-56 ● 以体表标记法行腕关节注射
EPL：拇长伸肌腱　　　EDC：指总伸肌腱

6 腰部、臀部的注射疗法和诊察法
与病症相应的注射部位的选择

吉田真一

6.1 腰椎椎间关节

适应证	腰椎椎间关节病
主要使用的药物	• 局部麻醉药和类固醇药物（重症病例使用） • 生理盐水或碳酸氢钠林格溶液[1]（5~10ml，适合轻至重症病例使用，必要时混合1ml左右的局部麻醉药）
症状	起立[2]、仰卧位时腰痛
检查所见	躯干伸展、旋转时下部腰椎旁疼痛。超声引导下在同一部位有压痛
使用的探头	使用凸阵探头（5MHz）较为方便，但也可使用线阵探头（11MHz或18MHz）

A. 超声引导下注射（平面外法、平面内法均可）

❶ 嘱患者俯卧于操作台上，也可取侧卧位。

❷ 在雅可比线和正中线交叉的部分，用探头扫查脊柱的短轴，描记出L4棘突（图2-57a）。

❸ 将探头从棘突向外移动2~3cm，描记出椎间关节，在此，从头侧向足侧稍倾斜（倾斜操作）或滑动探头，就能识别上关节突、关节间隙、下关节突（图2-57b、2-57c）。在有症状的病例中可观察到关节囊肥厚、关节突变形、关节内水肿、周围多裂肌的纤维化表现（堆叠像）。

❹ 对探头侧面进行消毒。

❺ 在距探头5~10mm处，从足侧向头侧刺入23G穿刺针，刺入深度为3~5cm（图2-57d、2-57e）。

❻ 在椎间关节间隙内追踪到注射针针尖的点状高回声图像后注入药液。

❼ 将针尖从关节囊内移动到关节周围，向周围多裂肌间注入药液，同时进行组织松解[1]（图2-57e）。

B. 体表标记法

从安全性、准确性角度出发，必要时才选择该法。

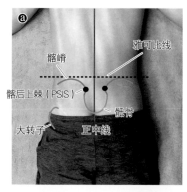

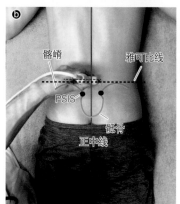

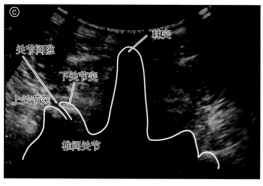

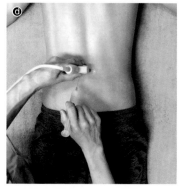

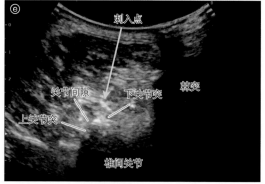

图 2-57 ● 超声引导下椎间关节注射（平面外法） 视频 2-40

b. 对 L4/L5 进行操作时，在雅可比线上将探头中央置于中央线外侧 2cm 处

❶ 嘱患者俯卧位，也可取侧卧位。

❷ 触摸到棘突后，在棘突外侧 2cm 处用手指从头侧向足侧触摸，找到椎间关节。

❸ 在椎间关节垂直进针，在感觉针尖接触到骨性结构后注入药液。

✎ 要点

- 在 X 线图像上没有反映出变形性关节病变的病例中，很多病例通过超声检查可观察到关节内水肿（如在初、高中生棒球选手的非投球侧关节）。
- 对在椎间关节棘突外侧的多裂肌内走行的椎间关节支配神经的后支及内侧支进行松解，能起到缓解疼痛、伸展躯干及改善旋转动作的作用。

6.2 骶髂关节后方韧带

A. 骶髂后长韧带

适应证	骶髂关节性腰臀部疼痛
主要使用的药物	• 局部麻醉药和类固醇药物（重症病例使用） • 生理盐水或碳酸氢钠林格溶液（5~10ml，适合轻至重症病例使用，必要时混合 1ml 左右的局部麻醉药）
症状	起立、仰卧位、坐位时 PSIS 疼痛
检查所见	• 当伸展躯干且做旋转动作[3]时 PSIS 附近疼痛，并发生膝盖突然弯曲的现象。用手固定骨盆后疼痛缓解[4] 视频 2-41 视频 2-42 • 仰卧位下肢伸展引起 PSIS 附近腰臀部疼痛 • 可参考 JCHO 仙台病院骶髂关节评分[5-6]

- **超声引导下注射（平面内法、平面外法均可）**

❶ 嘱患者俯卧于操作台上，也可取侧卧位。

❷ 触诊到髂后上棘（PSIS）后，在 PSIS 上将探头置于髂嵴的短轴。以此为基点，如果探头在基点右侧，则逆时针旋转 80°，在基点左侧则顺时针旋转 80°，扫查髂嵴的长轴，描记出连接髂嵴下端和骶骨横结节的骶髂后长韧带（图 2-58a、2-58b）。

❸ 对探头后方进行消毒。

❹ 在距探头 5~10mm 处，从足侧向头侧以与体表呈 40° 的角度刺入 23G 穿刺针，刺入深度为 1~3cm（图 2-58c）。

❺ 将注射针刺入韧带区域的最深层后，一边少量多次地注入药液，一边慢慢将针尖提至浅层。然后将针尖从头侧向足侧移动至韧带内，均匀地进行组织间的松解（图 2-58d）。

B. 体表标记法

在髂嵴长轴上 PSIS 足侧约 2cm 的位置，以与体表呈 40° 的角度刺入 23G 穿刺针，直达髂骨或骶骨。然后将针尖从头侧向足侧移动至韧带内，在组织间进行松解。

- 先在画面中央描记出骶髂后长韧带，然后在刺入时将探头向头侧移动 2~3cm，这样能缩短从皮肤到韧带的刺入距离，大大提高准确性。
- 常可在骶髂后长韧带中看到贯穿其中的臀中皮神经[7-8]。

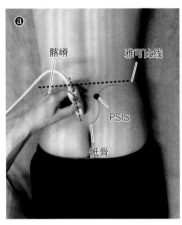
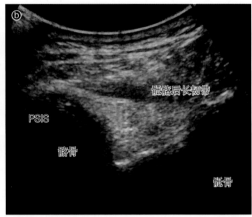

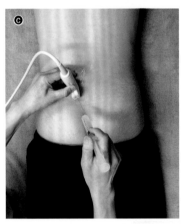
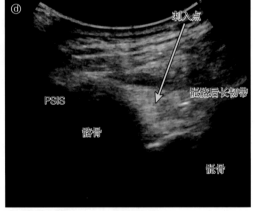

图 2-58 ● 超声引导下骶髂后长韧带注射（平面内法） 视频 2-43

B. 骶髂后短韧带、骶髂骨间韧带

适应证	骶髂关节性腰臀部疼痛
主要使用的药物	• 局部麻醉药和类固醇药物（重症病例使用） • 生理盐水或碳酸氢钠林格溶液（5~10ml，适合轻至重症病例使用，必要时混合 1ml 左右的局部麻醉药）
症状	起立、仰卧位、坐位时 PSIS 附近疼痛
检查所见	• 当伸展躯干且做旋转动作时 PSIS 附近疼痛，并发生膝盖突然弯曲的现象。用手固定骨盆后疼痛缓解 视频 2-41 视频 2-42 • 在进行骶髂关节分离试验（Patrick test）时，髋外展外旋诱发 PSIS 附近疼痛，当用手固定骨盆后疼痛缓解 • 可参考 JCHO 仙台病院骶髂关节评分[5-6]

- **超声引导下注射（平面外法、平面内法均可）**

❶ 嘱患者俯卧于操作台上，也可取侧卧位。

❷ 触诊到髂后上棘（PSIS）后，在 PSIS 上将探头置于髂嵴的短轴，从髂嵴下端向头侧扫查（图 2-59a）。

❸ 描记出韧带内和韧带与邻接肌间的层状、带状高回声图像（堆叠像）（图 2-59b）。

❹ 对探头侧方进行消毒。

❺ 在距探头 5~10mm 处，从足侧向头侧以与体表呈 40° 的角度刺入 23G 穿刺针，刺入深度为 3~4cm（图 2-59c）。

❻ 将注射针刺入韧带的最深层后，一边少量多次地注入药液，一边慢慢将针尖提至浅层（图 2-59d）。

❼ 在韧带内实质纤维间和多裂肌的组织间注入药液，观察松解情况。

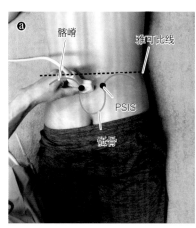
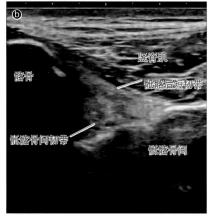
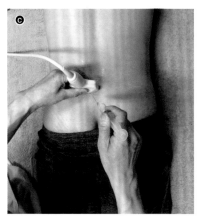
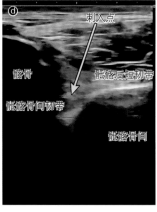

图 2-59 ● 超声引导下骶髂后短韧带、骶髂骨间韧带注射（平面外法） 视频 2-44

C. 骶结节韧带（骶骨侧、坐骨结节侧）

适应证	骶骨处、坐骨结节处臀部痛
主要使用的药物	• 局部麻醉药和类固醇药物（重症病例使用） • 生理盐水或碳酸氢钠林格溶液（5~10ml，适合轻至重症病例使用，必要时混合 1ml 左右的局部麻醉药）
症状	坐位前屈时臀部痛
检查所见	在超声引导下确认骶骨侧面的骶结节韧带起始部及坐骨结节韧带终止部的压痛

● **骶骨侧：超声引导下注射（平面外法、平面内法均可）**

❶ 嘱患者俯卧于操作台上，也可取侧卧位。

❷ 将探头置于骶角和坐骨结节的连线上，沿着骶骨的侧面向足侧移动（图 2-60a）。显示相对表浅的骶骨侧较为容易。

❸ 在骶骨侧面多能确认到第 3 骶后孔或第 4 骶后孔水平的臀大肌和骶结节韧带间或骶棘韧带与骶结节韧带间的堆叠像（带状至层状的高回声图像，考虑为纤维化、瘢痕化引起的粘连）（图 2-60b）。检测出多普勒信号，确认炎症部位。

❹ 对探头的侧方进行消毒。

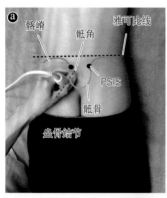
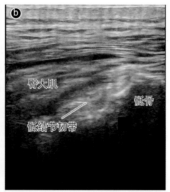
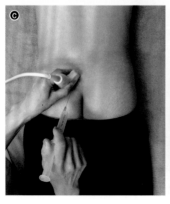
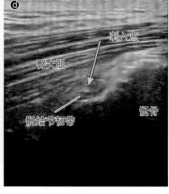

图 2-60 ● 超声引导下骶结节韧带（骶骨侧）注射（平面外法）视频 2-45

❺ 在距探头 5~10mm 处，从足侧向骶骨侧面的组织间粘连处刺入 23G 穿刺针，刺入深度为 2~4cm（图 2-60c）。

❻ 在组织间粘连处描记出注射针针尖的点状高回声图像，注入药液，观察药液扩散范围和组织间松解的情况（图 2-60d）。

⚠️ **陷阱**

由于骶棘韧带的深层是腹腔（可观察到肠道的蠕动），因此应注意避免刺入骶棘韧带的深层。

● **坐骨结节侧：超声引导下注射（平面外法、平面内法均可）**

❶ 嘱患者俯卧于操作台上，也可取侧卧位。

❷ 触摸到坐骨结节，将探头置于坐骨结节与骶角连接的骶结节韧带的长轴上进行扫查，描记出臀大肌深层的坐骨结节和从坐骨结节发出、向骶骨走行的骶结节韧带（长轴切面图）（图 2-61a、2-61b）。然后将探头旋转 90°，描记骶结节韧带的短轴。探查骶结节韧带的坐骨结节附着处周

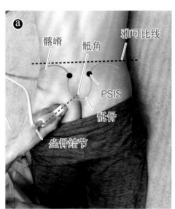
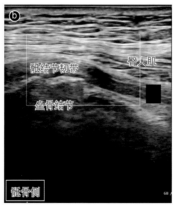

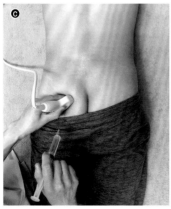
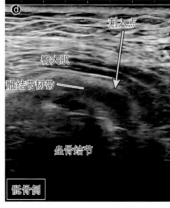

图 2-61● 超声引导下骶结节韧带（坐骨结节侧）注射（平面外法）视频 2-46

围，骶结节韧带和坐骨、臀大肌间的粘连处，用彩色多普勒超声探查炎性血管。

❸ 对探头的侧方进行消毒。

❹ 在距探头 5~10mm 处，从足侧向坐骨结节和骶结节韧带以及臀大肌和骶结节韧带组织间的粘连处刺入 23G 穿刺针，刺入深度为 2~4cm（图 2-61c）。

❺ 在组织间粘连处描记出注射针针尖的点状高回声图像，注入药液，观察药液扩散范围和组织间松解的情况（图 2-61d）。

6.3 骶髂关节腔内

适应证	骶髂关节性腰臀部疼痛（步行、行动困难，负重痛）
主要使用的药物	局部麻醉药和类固醇药物（1.5~2ml）
症状	起立动作、翻身困难、负重时疼痛[4]　视频 2-47
检查所见	• 躯干伸展、做旋转动作时疼痛明显，仰卧位下肢伸展时 PSIS 附近剧烈疼痛 • 参考 JCHO 仙台病院骶髂关节评分[6] • 关节内阻滞适用于关节内滑膜炎引起内压上升而产生的剧烈疼痛。在骶髂关节疼痛患者中仅有不到 20% 能使用这种阻滞治疗法[9]

在 X 线下进行操作准确性更高，但如果没有 X 线设备或担心辐射问题，则可以参照下列方法进行超声下注射[6, 10, 11]。

A. 超声引导下注射（平面内法、平面外法均可）

❶ 嘱患者俯卧于操作台上，也可取侧卧位。

❷ 触摸到 PSIS，在 PSIS 上探头与躯干短轴方向平行进行扫查，慢慢地向内侧和足侧方向移动，描记出第 2 骶后孔。

❸ 将探头放置于第 2 骶后孔稍头侧的位置进行短轴扫查，描记出骶髂关节后方的韧带（骶髂后短韧带、骶髂骨间韧带）（图 2-62a、2-62b）。

❹ 对探头后方进行消毒。

❺ 在距探头 5~10mm 处，从后方向前方以 40°~50° 角将 25G 或 23G 穿刺针刺入髂骨与骶骨间的韧带内，当针头进入韧带组织的深处，会有一个落空感，针头穿过有落空感处就能进入更深层[11]，刺入深度为 6cm 左右（图 2-62c~2-62f）。

❻ 在此注入药液，如要确认其是否在关节腔内，可注入脊髓用造影剂（碘曲仑）0.5~1ml 进行 X 线检查或单纯 X 线检查。

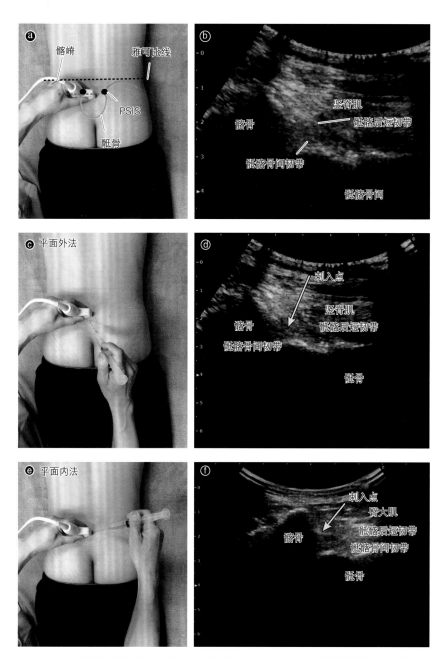

图2-62 ● 超声引导下骶髂关节内注射（平面外法、平面内法） 视频2-48 视频2-49

✎ 要点

　　根据患者的体型、体格选择合适的方法。一般来说，较瘦、身材娇小的患者适合平面外法，较胖、身材高大的患者适合平面内法。

6.4 骶后孔

适应证	骶髂关节性腰臀部疼痛
主要使用的药物	• 局部麻醉药和类固醇药物（重症病例使用） • 生理盐水或碳酸氢钠林格溶液（5~10ml，适合轻至重症病例使用，必要时混合 1ml 左右的局部麻醉药） ※ 注射局部麻醉药后 30~60 分钟须保持安静
症状	起立时、仰卧位卧床时、坐位时 PSIS 附近有疼痛感
检查所见	• 伸展躯干且做旋转动作时 PSIS 附近疼痛，并发生膝盖突然弯曲的现象，用手固定骨盆后疼痛缓解 • 仰卧位伸直下肢，在 PSIS 附近产生腰臀痛 • 在进行骶髂关节分离试验时，髋外展外旋诱发 PSIS 附近疼痛，用手固定骨盆后疼痛缓解 • 可参考 JCHO 仙台病院骶髂关节评分[5-6]

A. 超声引导下注射（平面外法、平面内法均可）[1]

❶ 嘱患者俯卧于操作台上，也可取侧卧位。

❷ 触摸到髂后上棘（PSIS），在 PSIS 内侧靠足侧的位置，用探头在躯干短轴扫查，描记出第 2 骶后孔（图 2-63a、2-63b）。

在此保持探头在短轴位向头侧移动，可描记出第 1 骶后孔，但也有很多

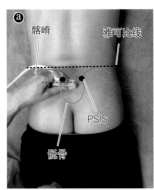
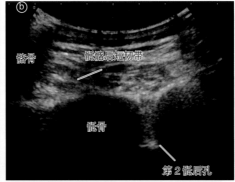
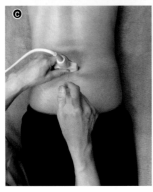
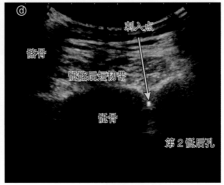

图 2-63 ● 超声引导下骶后孔注射（平面外法）　视频 2-50

描记困难的情况，此时如果在 L5/S1 椎间关节的足侧水平将探头向头侧方向倾斜，则能够观察到第 1 骶后孔。

❸ 从第 3 骶后孔或第 2 骶后孔开始，将探头置于躯干短轴上，向足侧移动 1.5~2cm 扫查，接着再向足侧移动 1.5~2cm，描记出第 4 骶后孔。

❹ 对探头的侧方进行消毒。

❺ 在距探头 5~10mm 处，从足侧向头侧刺入 25G 或 23G 的穿刺针，刺入深度为 2~4cm（图 2-63c）。

❻ 在骶后孔内描记出注射针针尖的点状高回声图像，注入药液，观察药液的扩散情况（图 2-63d）。

⚠ **陷阱**

由于硬膜外腔内有着丰富的静脉窦，穿刺时穿刺针很容易误入血管内，因此在使用局部麻醉药时须警惕局部麻醉药中毒。

✎ **要点**

注射时的疼痛
- 注入药液时多产生由注入压引起的压迫感、钝痛。
- 有时臀部下方、大腿至小腿、足底至足趾前端会产生放射性疼痛。

骶髂关节的神经支配
不同研究者对骶髂关节的神经支配的认识不同，但一般认为骶髂关节是由 L5~S3 神经中的 S1、S2 神经后支支配的[6]。

6.5 髂腰韧带

适应证	髂腰韧带性腰痛
主要使用的药物	• 局部麻醉药（重症病例使用） • 生理盐水或碳酸氢钠林格溶液（5~10ml，适合轻至重症病例使用，必要时混合 1ml 左右的局部麻醉药）
症状	躯干前屈、旋转[12]、坐位时（骨盆后倾位）髂骨疼痛
检查所见	• 躯干前屈和同侧旋转时髂嵴附近产生疼痛，伸展时不产生疼痛 • 在超声引导下确认该韧带的起点和终点有压痛

A. 超声引导下注射（平面内法、平面外法均可）

❶ 嘱患者俯卧于操作台上，也可取侧卧位。

❷ 将探头置于雅可比线的躯干正中的短轴位进行扫描，描记出棘突。

❸ 将探头从棘突移动至棘突外侧 2~3cm 处，描记出椎间关节，接着再向外移动 2cm，描记出横突的前端。从此处向髂嵴方向扫查，描记出走行的髂腰韧带（图 2-64a、2-64b）。

❹ 对探头侧面进行消毒。

❺ 在距探头 5~10mm 处，从足侧向头侧刺入 23G 穿刺针，一般情况下刺入深度为 3~5cm（图 2-64c）。

❻ 在横突前端和髂腰韧带起点之间注入药液并观察药液扩散情况（图 2-64d）。

❼ 确认横突前端和髂腰韧带起点之间有药液注入，确认韧带和邻近肌肉间松解的情况。

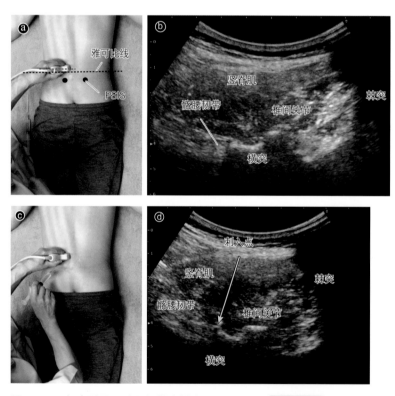

图 2-64 ● 超声引导下髂腰韧带注射（平面外法） 视频 2-51

✎ 要点

　　在此部位操作熟练之前应使用平面内法，平面内法能准确地将针尖引导至横突前端。但如果医生习惯使用右手，则只能在患者右侧进行操作。有时会有困难，当治疗部位位于左侧时需要用左手操作注射器，或者用右手采用平面外法进针。

6.6 臀上神经

适应证	臀上神经性臀部痛
主要使用的药物	• 局部麻醉药和类固醇药物（重症病例使用） • 生理盐水或碳酸氢钠林格溶液（5~10ml，适合轻至重症病例使用，必要时混合 1ml 左右的局部麻醉药） ※ 注射局部麻醉药后 30~60 分钟须保持安静
症状	主诉坐位或行走时 PSIS 的外上侧疼痛[13]。
检查所见	• 有主诉躯干旋转时臀部疼痛的病例，髋关节外旋位（脚趾向外）时旋转躯干，臀部疼痛减轻或消失（偶有增强）。在超声引导下在梨状肌上孔观察到臀上神经压痛 • 确认单脚站立时躯干侧方摇摆（杜氏征或单足站立试验）

A. 超声引导下注射（平面内法、平面外法均可）

❶ 嘱患者俯卧于操作台上，也可取侧卧位。

❷ 触摸到大转子，以此为起点，沿着梨状肌上孔向髂后下棘（PSIS）移动手指，当手指到达骶骨侧面时，在此用探头取躯干短轴位，从骶骨和髂骨的边界向浅层扫查，描记出与臀上动脉伴行的臀上神经（图 2-65a、2-65b），在这个位置倾斜探头探查更容易。

❸ 对探头侧面进行消毒。

❹ 在距探头 5~10mm 处，从足侧向头侧刺入 25G 或 23G 穿刺针，刺入深度为 4~6cm 时，实际多为 7cm 左右（图 2-65c、2-65e）。

❺ 在梨状肌上孔的动脉搏动附近描记出注射针针尖的点状高回声图像，注入药液，观察药液扩散范围和组织间松解的情况（图 2-65d、2-65f）。

❻ 注入的药液引起臀大肌和梨状肌之间的间隔变大，神经周围出现"甜甜圈征"。

✎ 要点

液体松解的优势

对躯干、下肢神经进行神经阻滞注射时，在使用局部麻醉药的情况下，一般注射后 1 小时须保持安静（不可步行）。而只用生理盐水和碳酸氢钠林格溶液的松解具有让患者可立即步行回家的优点。

使用多普勒功能描记臀上神经

有症状的病例通常是臀上神经与邻近的臀大肌或梨状肌粘连，当描记困难时可用多普勒功能确认到与臀上神经伴行的臀上动脉的搏动。臀上神经和臀上动脉粘连在一起时，多无法区分开来（图 2-65b）。

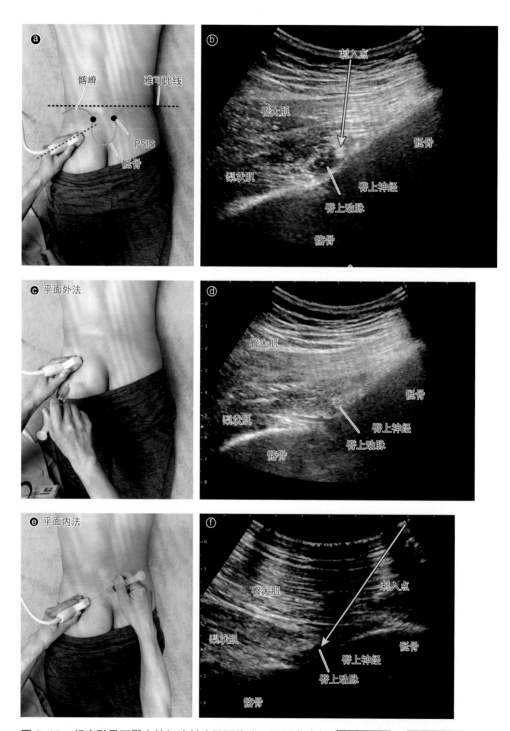

图 2-65 ● 超声引导下臀上神经注射（平面外法、平面内法） 视频 2-52 视频 2-53

6.7 臀下神经

适应证	臀下神经性臀部痛
主要使用的药物	• 局部麻醉药和类固醇药物（重症病例使用） • 生理盐水或碳酸氢钠林格溶液（5~10ml，适合轻至重症病例使用，必要时混合 1ml 左右的局部麻醉药） ※ 注射局部麻醉药后 30~60 分钟须保持安静
症状	主诉坐位或行走时臀部下方疼痛[13]
检查所见	• 有主诉躯干旋转时臀部疼痛的病例，髋关节外旋位（脚趾向外）时旋转躯干，臀部疼痛减轻或消失（偶有增强）。在超声引导下在梨状肌下孔观察到臀下神经压痛 • 在站立位姿势下能观察到骨盆前移 • 当单脚站立时身体前后摇摆

A. 超声引导下注射（平面内法、平面外法均可）

❶ 嘱患者俯卧于操作台上，也可取侧卧位。

❷ 触摸到大转子，以此为起点，沿着梨状肌下孔水平方向进行触摸，当手指到达骶角时，在此用探头取躯干短轴平行方向，扫查骶角，在骶骨侧面和坐骨棘的连线上描记出与臀下动脉伴行的臀下神经（多与阴部神经、股后皮神经、坐骨神经粘连在一起）（图 2-66a、2-66b）。此时将探头倾斜，更容易描记出臀下神经。

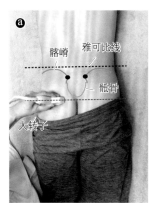
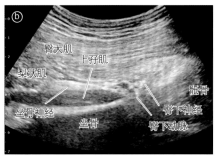
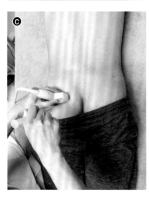
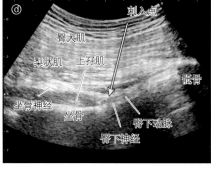

图 2-66 ● 超声引导下臀下神经注射（平面外法）

视频 2-54

❸ 对探头侧面进行消毒。

❹ 在距探头 5~10mm 处，从足侧向头侧刺入 23G 或 25G 的穿刺针，一般情况下刺入深度为 4~5cm（图 2-66c）。

❺ 在梨状肌上孔的动脉搏动附近描记出注射针针尖的点状高回声图像，注入药液，观察药液扩散范围（图 2-66d）。

❻ 注入的药液引起臀大肌和上孖肌之间的间隔变大，神经周围出现"甜甜圈征"。

✎ 要点

使用多普勒功能描记臀下神经

　　一般有症状的病例都存在臀下神经与邻近的梨状肌或上孖肌之间的粘连，当描记困难时，可以用多普勒功能确认到伴行的臀下动脉的搏动。

6.8 坐骨神经（坐骨支水平）

适应证	坐骨神经性臀部至大腿后方疼痛
主要使用的药物	• 局部麻醉药和类固醇药物（重症病例使用） • 生理盐水或碳酸氢钠林格溶液（5~10ml，适合轻至重症病例使用，必要时混合 1ml 左右的局部麻醉药） ※ 注射局部麻醉药后 30~60 分钟须保持安静
症状	坐位、前屈、行走时臀部至大腿后方疼痛，有时小腿后方或外侧疼痛[14]
检查所见	• 躯干前屈时大腿后方、腘窝、小腿后方的肌张力增加。主诉直腿抬高试验（SLR test）40°~50° 时臀部或大腿后方、腘窝、小腿后方肌张力增加，踝关节背屈引起肌张力增加 • 下肢上举、股关节内旋位时踝关节背屈，会感觉肌张力增加，股关节外旋位时踝关节背屈，可感觉肌张力减少。在超声引导下，在坐骨支水平确认到坐骨神经压痛

A. 超声引导下注射（平面内法、平面外法均可）

❶ 嘱患者俯卧于操作台上，也可取侧卧位。

❷ 触摸到大转子，以此为起点，沿着梨状肌下孔水平方向进行触摸，当手指到达骶角时，在此用探头取躯干短轴平行方向，扫查骶角。

❸ 在骶骨侧面和坐骨棘的连线上描记出与臀下动脉伴行的臀下神经（多与阴部神经、股后皮神经粘连在一起），在此慢慢将探头向远端移动，向外侧扫查可描记出在外侧走行的坐骨神经位于梨状肌和上孖肌之间（在肌肉深层的直线上可见坐骨的一部分）（图 2-67a、2-67b）。

❹ 对探头侧面进行消毒。

❺ 在距探头 5~10mm 处，从足侧向头侧刺入 23G 或 25G 的穿刺针，一般情况下刺入深度为 3~5cm（图 2-67c）。

❻ 附着于坐骨支的上孖肌的浅层的斜面有坐骨神经走行，在坐骨神经的附近描记出注射针针尖的点状高回声图像，注入药液并观察药液的扩散（图 2-67d）。

❼ 注入的药液引起梨状肌和上孖肌之间的间隔变大，神经周围出现"甜甜圈征"。

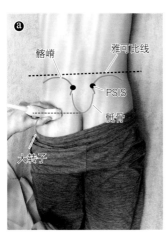
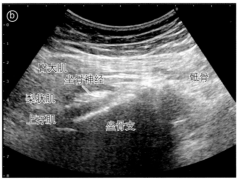
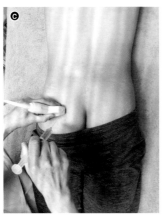
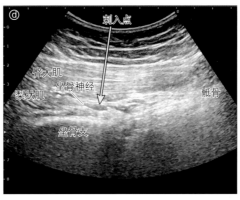

图 2-67 ● 超声引导下坐骨神经注射（平面外法） 视频 2-55

✎ 要点

相较于闭孔内肌和股方肌平面的压痛，坐骨神经的压痛多在坐骨支水平更强。

6.9 股后皮神经、坐骨神经（闭孔内肌水平）

适应证	股后皮神经、坐骨神经性臀部至大腿后方疼痛
主要使用的药物	• 局部麻醉药和类固醇药物（重症病例使用） • 生理盐水或碳酸氢钠林格溶液（5~10ml，适合轻至重症病例使用，必要时混合 1ml 左右的局部麻醉药） ※ 注射局部麻醉药后 30~60 分钟须保持安静
症状	坐位、前屈、行走时臀部至大腿后方疼痛[15]
检查所见	• 躯干前屈时大腿后方、腘窝、小腿后方的肌张力增加。主诉直腿抬高试验 40°~50° 时臀部或大腿后方、腘窝、小腿后方肌张力增加，踝关节背屈未引起肌张力变化 • 下肢上抬，股关节内旋位时踝关节背屈，会感觉肌张力增加，股关节外旋位时踝关节背屈，可感觉肌张力减少。如果是在闭孔内肌水平，在超声引导下，很容易将该神经的压痛与坐骨神经和阴部神经压痛相鉴别

A. 超声引导下注射（平面内法、平面外法均可）

❶ 嘱患者俯卧于操作台上，也可取侧卧位。

❷ 在梨状肌下孔处使探头与躯干短轴平行，将探头从梨状肌下孔向坐骨结节的远端移动，在梨状肌下孔和坐骨结节的中间位置描记出特征性很强的闭孔内肌（图 2-68a、图 2-68b）。圆形坐骨的浅层沿坐骨和躯干短轴

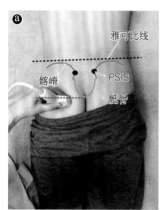
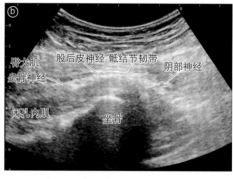
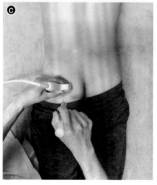
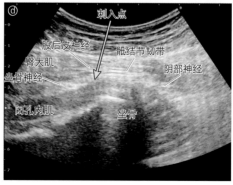

图 2-68 ● 超声引导下股后皮神经、坐骨神经（闭孔内肌水平）注射（平面外法）　视频 2-56

方向由内向外呈"滑车状"走行，从闭孔向后延伸与大转子相连。

❸ 在闭孔内肌水平，描记出位于坐骨正上方的骶结节韧带，外侧的股后皮神经，比股后皮神经更靠外侧的坐骨神经，以及内侧的阴部神经（图 2-68a、2-68b）。在此，将手指插入探头正下方，通过依次确认神经压痛点，可以识别患病神经。

❹ 对探头侧面进行消毒。

❺ 在距探头 5~10mm 处，从足侧向头侧刺入 23G 或 25G 的穿刺针，一般情况下刺入深度为 3~4cm（图 2-68c）。

❻ 在闭孔内肌的骶结节韧带外侧的股后皮神经处，描记出注射针针尖的点状高回声图像，注入药液后观察药液扩散范围（图 2-68d）。

❼ 注入的药液引起臀大肌和闭孔内肌之间的间隔变大，神经周围出现"甜甜圈征"。

📝 **要点**

闭孔内肌的鉴别

包绕坐骨的闭孔内肌邻接上下孖肌的肌腹，与肌腱成分不同，在超声图像上表现不同（anisotropy），表现为低回声或黑色。因此，结合其特殊走行，较易与周围肌肉相鉴别。

各神经、韧带的位置关系水平

如果将闭孔内肌水平比作时钟的表盘，则左侧的骶结节韧带为 0~1 点钟位置，股后皮神经为 11 点钟位置，坐骨神经为 9~10 点钟位置，阴部神经为 2~3 点钟位置；右侧的骶结节韧带为 11~0 点钟位置，股后皮神经为 1 点钟位置，坐骨神经为 2~3 点钟位置，阴部神经为 10~11 点钟位置。

📝 **要点**

压痛的鉴别

在闭孔内肌水平上，股后皮神经和坐骨神经的压痛鉴别非常容易，但是两者都存在的情况也不少见。

主诉坐骨结节附近出现疼痛、麻痹的症状，可能是由股后皮神经的会阴支异常引起的。

6.10　阴部神经（闭孔内肌水平）

适应证	阴部神经性臀部至会阴部痛
主要使用的药物	• 局部麻醉药和类固醇药物（重症病例使用） • 生理盐水或碳酸氢钠林格溶液（5~10ml，适合轻至重症病例使用，必要时混合 1ml 左右的局部麻醉药）
症状	坐位时臀部、肛周、外阴部疼痛[16]
检查所见	在超声引导下可确认闭孔内肌水平阴部神经的压痛[13]

A. 超声引导下注射（平面内法、平面外法均可）

❶ 嘱患者俯卧于操作台上，也可取侧卧位。

❷ 将探头放置于梨状肌下孔，与躯干短轴平行，从梨状肌下孔向坐骨结节的远端移动探头，在梨状肌下孔和坐骨结节的中间平面描记出特征性很强的闭孔内肌（图 2-69a）。圆形坐骨的浅层沿坐骨和躯干短轴方向由内向外呈"滑轮状"，从闭孔向后延伸与大转子相连。

❸ 在闭孔内肌水平，描记出位于坐骨正上方的骶结节韧带，内侧的阴部神

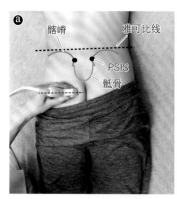
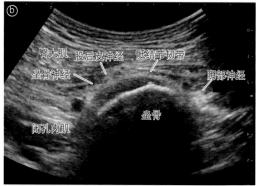
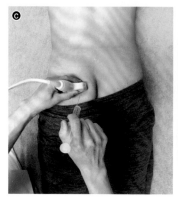
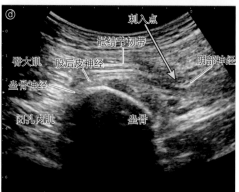

图 2-69 ● 超声引导下阴部神经注射（平面外法）　视频 2-57

经，外侧的股后皮神经，以及比股后皮神经更靠外侧的坐骨神经（图 2-69b）。在此，将手指插至探头正下方，通过确认神经压痛点，能较易识别患病神经。

❹ 对探头侧面进行消毒。

❺ 在距探头 5~10mm 处，从足侧向头侧刺入 23G 或 25G 的穿刺针，一般情况下刺入深度为 3~4cm（图 2-69c）。

❻ 在闭孔内肌的骶结节韧带外侧股后皮神经处，描记出注射针针尖的点状高回声图像，注入药液后观察其扩散范围（图 2-69d）。

❼ 注入的药液引起梨状肌和上孖肌之间的间隔变大，神经周围出现"甜甜圈征"。

✎ 要点

　　对该神经使用局部麻醉药进行注射阻滞时，一般在操作前患者需排尿、排便以防止大小便失禁。仅用生理盐水和碳酸氢钠林格溶液进行液体松解时，不需要防止大小便失禁，此为这种方案的优势。

6.11　阴部神经［阴部管（Alcock 管）内］

适应证	阴部神经性臀部至会阴部痛
主要使用的药物	• 局部麻醉药和类固醇药物（重症病例使用） • 生理盐水或碳酸氢钠林格溶液（5~10ml，适合轻至重症病例使用，必要时混合 1ml 左右的局部麻醉药）
症状	坐位时臀部、肛周、外阴部疼痛[16]
检查所见	在超声引导下可确认 Alcock 管内该神经的压痛[13]

A. 超声引导下注射（平面外法）

❶ 嘱患者俯卧于操作台上，也可取侧卧位。

❷ 将探头在骶角和坐骨结节的连线上平行于骶结节韧带的长轴扫查。在此切面上，在骶结节韧带的下层、坐骨结节的内侧描记出闭孔内肌的短轴图像。这个由骶结节韧带和闭孔内肌的筋膜所围成的区域便是 Alcock 管（阴部管）（图 2-70a、2-70b）。

❸ 用彩色多普勒超声进行扫查，可描记出阴部内动脉搏动（有病例出现阴部内动脉扩张）。与这条动脉伴行的有阴部神经，但在这个切面确认阴部神经并不容易。

❹ 对探头侧面进行消毒。

❺ 在距探头 5~10mm 处，从足侧向头侧刺入 23G 或 25G 的穿刺针，一般情况下刺入深度为 3~4cm（图 2-70c）。

❻ 在骶结节韧带和闭孔内肌的筋膜所围成的区域，描记出注射针针尖的点状高回声图像，注入药液后观察其扩散范围（图 2-70d），神经周围出现"甜甜圈征"。

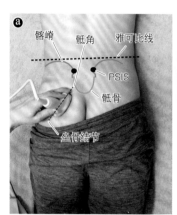
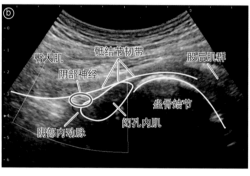
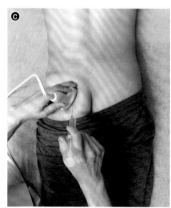
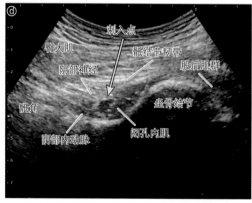

图 2-70 ● 超声引导下阴部神经（Alcock 管内）注射（平面外法）　视频 2-58

6.12　臀上皮神经

适应证	臀部外侧痛
主要使用的药物	• 局部麻醉药和类固醇药物（重症病例使用） • 生理盐水或碳酸氢钠林格溶液（5~10ml，适合轻至重症病例使用，必要时混合 1ml 左右的局部麻醉药）
症状	• 躯干前屈和同侧旋转时髂嵴附近疼痛，严重的患者做伸展动作时也发生疼痛 • 不少病例主诉系皮带时、和衣服接触时有针刺状疼痛
检查所见	在超声引导下可确认髂嵴稍外侧的臀上皮神经压痛，在压痛部位推压臀部皮肤，疼痛减轻；而使臀部皮肤紧张，疼痛增强

❶ 嘱患者俯卧于操作台上，也可取侧卧位。

❷ 在 PSIS 外侧 5cm，距正中线 7~8cm[17] 处，用探头扫查髂嵴，可描记出在皮下脂肪层和胸腰筋膜之间斜向外侧走行的线状构造物（臀上皮神经）。构成臀上皮神经的内侧支、中间支及外侧支以约 5mm 的间隔排列在一起（图 2-71a、2-71b）。

❸ 将探头与臀上皮神经的长轴平行放置，对探头侧方进行消毒。

❹ 在距探头 5~10mm 处，刺入 23G 或 25G 的穿刺针，刺入深度多为 1~3cm（图 2-71c）。

❺ 在臀上皮神经的附近描记出注射针针尖的点状高回声图像，注入药液（图 2-71d）。

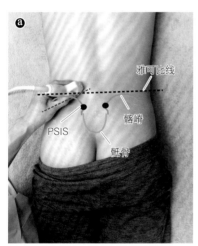
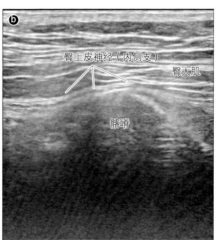
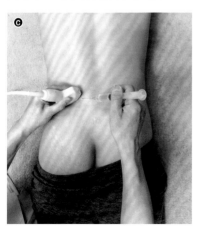
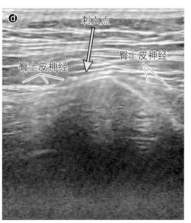

图 2-71 ● 超声引导下臀上皮神经注射（平面外法） 视频 2-59

6.13 梨状肌

适应证	臀部至大腿外侧痛
主要使用的药物	• 局部麻醉药和类固醇药物（重症病例使用） • 生理盐水或碳酸氢钠林格溶液（5~10ml，适合轻至重症病例使用，必要时混合1ml左右的局部麻醉药）
症状	臀部至大腿外侧痛
检查所见	髋关节内旋受限，髋外旋外展试验患者大腿后外侧疼痛，确认梨状肌大转子附着部或肌腹的压痛

A. 超声引导下注射（平面内法、平面外法均可）

❶ 嘱患者俯卧于操作台上，也可取侧卧位。

❷ 触摸到大转子和梨状肌上孔或梨状肌下孔，将探头置于大转子和梨状肌上孔（梨状肌下孔）的连线上，描记出梨状肌肌腹的长轴切面图。此时让股骨被动地向外旋转，容易描记出梨状肌和臀大肌的界线。沿着梨状肌长轴对大转子进行观察（图 2-72a、2-72b）。

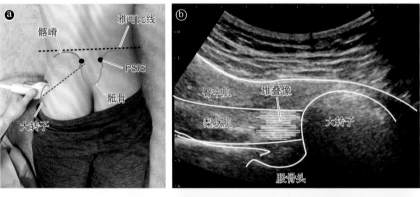

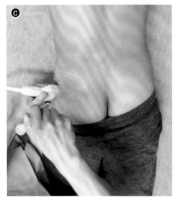

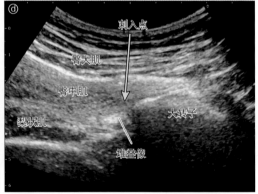

图 2-72 ● 超声引导下梨状肌（大转子附着部）注射（平面外法） 视频 2-60

❸ 对探头侧面进行消毒。

❹ 在距探头 5~10mm 处，从足侧向头侧刺入 23G 或 25G 的穿刺针，一般情况下刺入深度为 3~4cm（图 2-72c）。

❺ 在大转子、梨状肌、臀中肌间描记出注射针针尖的点状高回声图像，注入药液（图 2-72d）。

❻ 在扩大后的臀大肌和梨状肌间或大转子和梨状肌、臀中肌间注入药液，进行组织间松解。

✎ 要点

对梨状肌骶骨侧的紧张和疼痛可进行臀上神经或臀下神经松解，约半数病例梨状肌的症状可消失。

在主诉臀部至大腿外侧部疼痛的患者的超声图像上，可确认到大转子附着部附近有堆叠像，此多为梨状肌和大转子粘连的表现。

参考文献

［1］「Fascia の評価と治療 —解剖·動作·エコーで導く Fascia リリースの基本と臨床」（木村裕明，他 / 編），pp2-17，p61，p135，文光堂，2017

［2］ Hancock MJ, et al：Systematic review of tests to identify the disc, SIJ or facet joint as the source of low back pain. Eur Spine J, 16：1539-1550, 2007

［3］ Vleeming A, et al：The function of the long dorsal sacroiliac ligament: its implication for understanding low back pain. Spine（Phila Pa 1976），21：556-562, 1996

［4］ 吉田眞一，他：fascia の概念からみた腰背部痛 — 仙腸関節を中心に腰痛をみる.「無刀流整形外科」（柏口新二 / 編），pp87-111，日本医事新報社，2017

［5］ Kurosawa D, et al：A Diagnostic Scoring System for Sacroiliac Joint Pain Originating from the Posterior Ligament. Pain Med, 18：228-238, 2017

［6］「仙腸関節の痛み — 診断のつかない腰痛」（村上栄一 / 著），pp29-39，南江堂，2012

［7］ McGrath MC & Zhang M：Lateral branches of dorsal sacral nerve plexus and the long posterior sacroiliac ligament. Surg Radiol Anat，27：327-330, 2005

［8］ Konno T, et al：Anatomical study of middle cluneal nerve entrapment. J Pain Res, 10：1431-1435, 2017

［9］ Murakami E, et al：Treatment strategy for sacroiliac joint-related pain at or around the posterior superior iliac spine. Clin Neurol Neurosurg，165：43-46, 2018

［10］ Klauser A, et al：Feasibility of ultrasound-guided sacroiliac joint injection considering sonoanatomic landmarks at two different levels in cadavers and patients. Arthritis Rheum, 59：1618-1624, 2008

［11］ Kurosawa D, et al：Fluoroscopy-guided sacroiliac intraarticular injection via the middle portion of the joint. Pain Med, 18：1642-1648, 2017

［12］ Yamamoto I, et al：The role of the iliolumbar ligament in the lumbosacral junction. Spine（Phila Pa 1976）, 15：1138-1141, 1990

［13］ 吉田眞一，他：超音波ガイド下 fascia ハイドロリリースにより治療した仙腸関節障害の合併症状に関する検討. 別冊整形外科，74：167-172，2018

［14］ Hernando MF, et al：Deep gluteal syndrome: anatomy, imaging, and management of sciatic nerve entrapments in the subgluteal space. Skeletal Radiol, 44：919-934, 2015

［15］ Arnoldussen WJ & Korten JJ：Pressure neuropathy of the posterior femoral cutaneous nerve. Clin Neurol Neurosurg，82：57-60, 1980

［16］ Robert R, et al：Anatomic basis of chronic perineal pain: role of the pudendal nerve. Surg Radiol Anat, 20：93-98, 1998

［17］ Lu J, et al：Anatomic considerations of superior cluneal nerve at posterior iliac crest region. Clin Orthop Relat Res：224-228, 1998

7 髋关节和髋关节周围组织的注射疗法

渡边宣之

7.1 髋关节穿刺

适应证	疼痛性关节水肿、化脓性髋关节炎等
主要使用的药物	只做穿刺吸引或者使用生理盐水和克林霉素（CLDM）
使用的超声探头	有梯形成像功能的线阵探头或凸阵探头

❶ 嘱患者取仰卧位（图 2-73a）。

❷ 将探头置于髂前上棘（ASIS）内侧 2 横指远端，能观察到股骨头（图 2-73b）。进行髋关节穿刺时，应用 Byrd 的髋关节平行注射法[1]（图 2-73a）。

❸ 以股骨头为中心，在躯干长轴稍平行于股骨颈轴的方向获取图像（图 2-73a）。

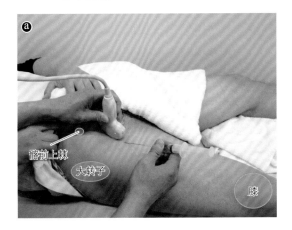

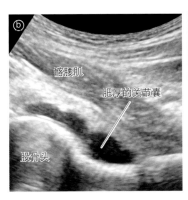

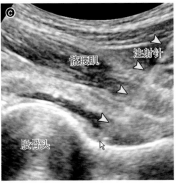

图 2-73 ● 髋关节穿刺

a. 髋关节水肿穿刺时的体位；
b. 描记关节水肿；c. 穿刺时

❹ 由于可以描记到关节水肿，因此向关节水肿的方向引导注射针。使用 20G 的注射针（图 2–73c）。

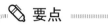 要点

描记法的要点

　　髋关节为深部关节，通常使用线阵探头无法到达，髋关节位于皮肤表面下约 4cm 处。同时为了准确地注射，必须配备具有梯形成像功能的线阵探头或分辨率较高的凸阵探头。

超声引导下髋关节穿刺标记

　　在超声引导下行髋关节穿刺时，以具有圆形特征的股骨头作为标记。

7.2　髋关节注射法

适应证	需要进行髋关节内注射的疾病 因髋关节唇损伤需要做 MRI 关节造影或 CT 关节造影
主要使用的药物	局部麻醉药、造影剂 + 局部麻醉药 + 类固醇药物
使用的超声探头	有梯形成像功能的线阵探头或凸阵探头

　　行髋关节内注射时，可采用体表标记法和超声引导。由于体表标记法可作为超声引导的参考，故亦对其文献和技术进行了介绍。

A. 注射的准备

• 用品

　　使用规格为 20ml 的注射器。50ml 的注射器过大，不方便操作。文献中也有使用 18~20G 脊椎穿刺针的病例，而笔者经常使用 20G 穿刺针。23G 穿刺针可用于关节外注射，但在超声下不易被观察到，并且在关节内注射药物时，挤压注射器会产生非常强的压力，故不宜在这里使用。

• 注射液

　　在进行 MRI 关节造影时，向 0.5% 的利多卡因 20ml 和 0.4% 的水溶性泼尼松龙 2mg（0.5ml）中加入钆造影剂（0.5ml），进行关节内注射。单纯地进行髋关节诊断性注射时，也可使用 1% 的利多卡因 10ml。

● 体位

嘱患者换好检查服，取仰卧位，注射后确认髋关节唇的超声动态，如果患者穿的是裤子，可以让患者脱掉一只裤脚。男士的裤型多数没有问题，如果患者因害羞不能脱掉裤脚，可以嘱其将裤脚拉高，并保持这个状态。

注射前在腘窝或大腿下垫一个枕头，使髋关节呈轻度（10°左右）屈曲位，以此缓解前方关节囊的紧张，使注射更加容易。

B. 体表标记法

研究报告表明，从视角上将髂前上棘（ASIS）和大转子上端作为标记，通常对准其前方的股骨头刺入注射针。由于刺入点靠近股动静脉和神经，故有一定的风险。

对此，Masoud 等医生提倡采用图 2-74 所示的方法[2]。

❶ 从 ASIS 向膝中心引出线 1，由大转子上端向线 1 做垂线，为线 2（图 2-74）。

❷ 将 ASIS 和大转子上端的连线 3 等分，从 ASIS 近 1/3 处（⇀：注射刺入点）的薄弱点（soft spot）向线 1 和线 2 的交点（▶：位点 1）的冠状断面下方，呈 30° 角进针[2]。

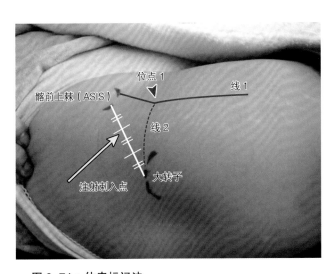

图 2-74 ● 体表标记法

C. 超声引导下髋关节注射（平面内法）[3-4]

●注射方法、定位和消毒

❶ 将探头置于髂前上棘（ASIS）内侧2横指下方2横指处，在长轴方向描记出股骨头（图2-75a）。当髋关节严重变形时，可以被动地活动髋关节，在超声图像上定位股骨头并将其移至图像中央（图2-75b）。

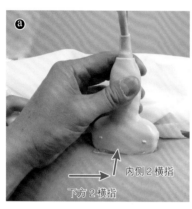
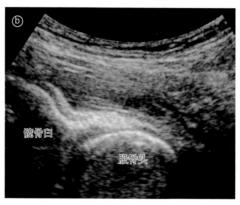

内侧2横指

下方2横指

髋骨臼

股骨头

图2-75 ● 在长轴切面图上描记出股骨头　视频 2-61
ASIS 内侧2横指下方2横指处

❷ 将探头旋转90°，获得短轴切面图后，用手指进行按压，确认刺入点。此时应尽可能地获取股骨头的最大直径，这样注射时可避免刺激关节唇和穿刺到股骨颈外侧的旋股内侧动静脉（图2-76）。

❸ 在描记出股骨头后，擦拭探头外侧的皮肤，并且将探头间的耦合剂仔细拭去。

❹ 对注射部位进行消毒，用镊子的尖端等确认注射部位，从距探头1~1.5横指处，以与探头平行的方向向股骨头刺入注射针（图2-77a），当针尖到达股骨头时，慢慢地注入药液（图2-77b）。

❺ 将高回声的药液注入关节囊的关节腔内（图2-78a）。一般来说，超声下高亮度的微粒流入后，如果能观察到关节囊的扩大，则表明操作完全准确（图2-78b）。

❻ 注射后使髋关节被动地活动，观察关节唇的动态变化。

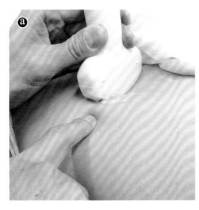
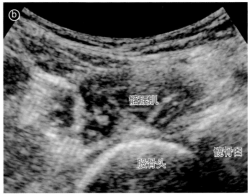

图 2-76 ● 在短轴切面图上显示股骨头　视频 2-61

b. 股骨头的短轴切面图

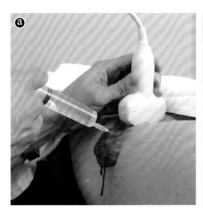
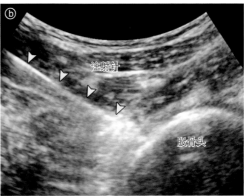

图 2-77 ● 超声引导下髋关节注射　视频 2-61

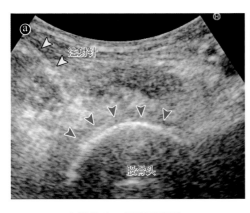
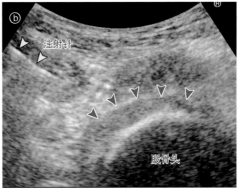

图 2-78 ● 注射药液　视频 2-61

a、b ▶所示为关节囊因药液发生膨胀

体表标记法的刺入点

与后述的超声引导下注射的刺入点相比，体表标记法的刺入点稍靠背侧。但由于使用髋关节镜时的前外侧入路（anterior lateral portal）也有类似的刺入点，因此需要做髋关节镜时，也可以将这个体表标记法的刺入点作为髋关节镜入路。

耦合剂的去除和二次消毒

准确完成耦合剂的清除和二次消毒，在远离探头的部位进行注射，这对于必须避免感染的髋关节的超声引导下注射非常重要。

注射阻力很强的刺入法

当注射阻力很强时，可采用下述方法进行应对。

- 旋转注射针，在能够顺利进针的地方注入药液。
- 抽出注射针，调整角度后再刺入。
- 当关节囊很坚硬时，在能注入一些药液的地方，让辅助者固定探头，然后用双手（或惯用手）注入药液。

7.3 外侧型弹响髋的注射

适应证	外侧型关节外弹响髋[*1]
主要使用的药物	局部麻醉药 + 类固醇药物或局部麻醉药 + 生理盐水
使用的超声探头	有梯形成像功能的线阵探头或凸阵探头

注：[*1] 外侧型关节外弹响髋是髂胫束的较肥厚部位（多存在于后方），在越过因滑膜炎等肥厚的大转子滑囊时而引起弹响的现象。

A. 超声引导下注射（平面内法）

本病可采用保守疗法，即采用大转子滑囊的注射疗法和 Ober 变法等方法，以对髂胫束起到拉伸的作用。

❶ 嘱患者取患部向上的侧卧位。

❷ 一般使用凸阵探头，让患者采取患侧朝上的侧卧位，确认弹响部位（图2-79）。在大转子部，将探头放置于与体轴垂直的方向进行扫查，注意不要使探头离开病变部位。

❸ 从大转子后方，向肥厚的髂胫束和大转子之间刺入注射针，用平面内法注入药液（图2-80）。

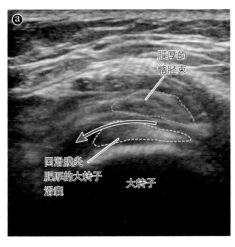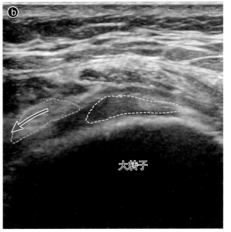

图 2-79 ● 在大转子部的弹响现象
图为短轴切面图，ⓐ为前方，当髂胫束越过大转子滑囊时发生弹响现象

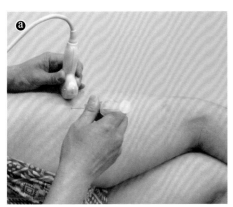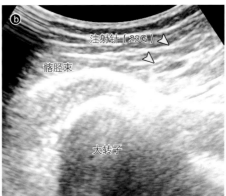

图 2-80 ● 超声引导下弹响髋注射（平面内法）
图为短轴切面图，用平面内法或平面外法注射肥厚性弹响发出部位

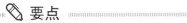 **要点**

不采用体表标记法的理由

　　由于体表标记法很难定位弹响部位，注射的位置和效果均不明确，因此不用此法。

症状无法缓解的情况

　　若症状无法缓解，对日常生活和运动造成了影响，应进行手术治疗。在这种情况下，笔者主要采用腔镜手术。

适应证	臀小肌周围疼痛
主要使用的药物	生理盐水、局部麻醉药、类固醇药物
使用的超声探头	具有梯形成像功能的线阵探头或凸阵探头

A. 超声引导下注射（平面内法）

❶ 嘱患者取患部向上的侧卧位，臀小肌同臀中肌一样止于大转子处，但其终止部位在臀中肌深部稍靠前的位置（图 2-81）。

❷ 以大转子和股骨头为标记，使探头向前方平扫，直至到达压痛点（图 2-82a）。

❸ 在长轴上描记出附着于大转子的臀中肌和臀小肌的肌纤维，用平面内法在与疼痛相关的肌肉间进行注射（图 2-82b）。

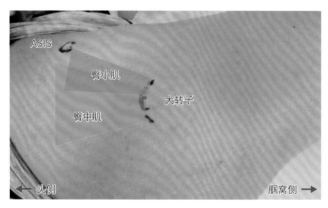

图 2-81 ● 臀小肌体表解剖
从侧面看到的臀小肌体表解剖图

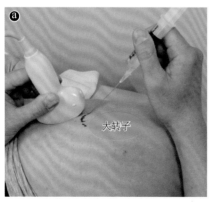
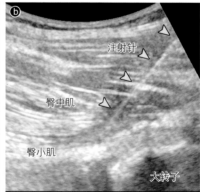

图 2-82 ● 臀小肌的描记和注射

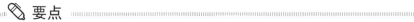

要点

很多病例主诉臀小肌疼痛，由于疼痛部位位于髋关节前方外侧，被误诊为股骨髋臼撞击综合征疼痛的病例也有很多，对此我们需要掌握以下特征。

- 前外侧撞击征（anterior impingement sign）。
- 臀小肌（髋关节前外侧）有显著压痛。
- 在此部位进行注射和理疗后症状改善。

7.5　闭孔神经的注射

适应证	闭孔神经损伤
主要使用的药物	生理盐水、局部麻醉药、类固醇药物等
使用的超声探头	有梯形成像功能的线阵探头或凸阵探头

闭孔神经在穿过闭孔后，分为闭孔神经前支和后支。闭孔神经前支从长收肌、短收肌和耻骨肌之间形成的"Y"字形通道通过（图2-83）。

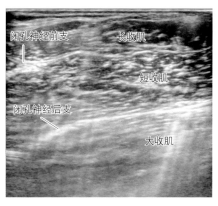

图2-83●闭孔神经前后支和内收肌
用线阵探头描记的闭孔神经前支和后支

A. 体表标记法[5]

❶ 嘱患者取仰卧位。

❷ 充分触诊两股骨间的闭孔，并仔细消毒闭孔处皮肤。

❸ 将注射针放在耻骨下支上，使针尖转向耻骨上支方向，刺入闭孔神经管，注射药液。

 要点

闭孔神经障碍的鉴别

闭孔神经障碍尤其是主诉髋关节外展外旋疼痛合并髋关节周围痛时，与股骨髋臼撞击综合征（FAI）的鉴别非常重要。腔镜下手术，很多患者的症状仍未得到改善，治疗陷入困难。

117

第2章
关节和关节周围组织的注射

⚠ 陷阱

采用体表标记法对闭孔神经进行注射的注意事项

　　体表标记法对不少由髋关节外展外旋引起疼痛的严重病例有效，但在腹腔内进针存在一定的危险。

　　在不是很有把握时，对于多数病例，可以在耻骨下支的骨组织处注射 1% 的利多卡因 10ml，进行浸润麻醉。

B. 超声引导下注射（平面外法）

❶ 嘱患者取仰卧位，使髋关节轻度外展，以便于在超声图像中观察神经（图 2-84a）。

❷ 观察闭孔神经前支时，将线阵探头放置于腹股沟韧带稍远端，在短轴切面上描记图像（图 2-84b）。

　　对遇肥胖、脂肪较厚的患者，可使用凸阵探头进行扫查。

❸ 对处于由长收肌、短收肌、耻骨肌形成的"Y"字形通道中心的闭孔神经前支进行平面外法注射（图 2-84b）。

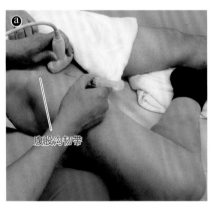 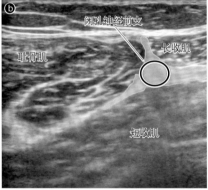

图 2-84 ● 闭孔神经前支
由长收肌、短收肌、耻骨肌形成的"Y"字形通道的中心

✎ 要点

髋关节内进行的超声引导下注射

　　当在磁共振成像（MRI）图像上确认到 FAI 关节唇损伤的情况时，必须进行髋关节注射。除了 3TMRI 以外，射线关节造影螺旋 MRI（rMRA）也完全可以描记出病灶。通过混合利多卡因进行诊断性髋关节注射，能鉴别出是否为关节内的疼痛。

实施髋关节注射时，将注射针针尖准确地引导至关节内注入药液非常重要。

一直以来，临床上主要采用 X 线透视下注射，但混合注射碘造影剂引起过敏反应的概率较高。在这种情况下，由于医生和患者都必须暴露在辐射环境中，因而很难保证二者，特别是医生的安全。

基于这点来说，要实现一边确认注射部位和针尖位置，一边进行注射，并且确认药液是否进入组织，就只可能在超声引导下进行。

但注射时，注意不要使针尖接触到神经末梢丰富的关节唇，另外向回旋动脉中注入药液时须注意避免因利多卡因引起休克。同时也要注意避免对股神经、股动静脉等产生影响。

闭孔神经前支、后支的描记

将探头移至近端，可确认到长收肌和短收肌之间的闭孔神经前支，短收肌和大收肌之间的闭孔神经后支（图 2-83）。

在超声引导下对描记困难的患者进行闭孔神经注射

身材瘦弱的患者由于受没有与之相匹配的线阵探头等条件的限制，而描记困难，此时可使髋关节外展，并使用凸阵探头，将探头朝医生方向倾斜，这样便能描记出患处。

详细的描记法

闭孔神经前支和闭孔神经后支的描记法在 *Anesthesia And Analgesia* 中 Taha AM 的文献中有详细记载。

参考文献

［1］ Byrd JW, et al：Ultrasound-guided hip injections：a comparative study with fluoroscopy-guided injections. Arthroscopy, 30：42-46, 2014

［2］ Masoud MA & Said HG：Intra-articular hip injection using anatomic surface landmarks. Arthrosc Tech, 2：e147-e149, 2013

［3］ 渡邊宣之，他：股関節唇損傷例に対する超音波ガイド下関節注射後放射状撮像関節造影 MRI の検討．別冊整形外科，62：95，2012

［4］ 渡邊宣之：Femoroacetabular impingement に対する超音波ガイド下股関節注射．臨床雑誌整形外科，66：900-903，2015

［5］「ペインクリニック ― 神経ブロック法」（若杉文吉 / 監，大瀬戸清茂，他 / 編），p187，医学書院，2000

［6］ Taha AM：Brief reports: ultrasound-guided obturator nerve block：a proximal interfascial technique. Anesth Analg，114：236-239, 2012

8 踝关节和踝关节周围组织的注射疗法

根井　雅　笹原　润

8.1　踝关节

适应证	变形性踝关节征、踝关节炎、踝关节水肿、血肿等
主要使用的药物	类固醇药物，局部麻醉药
使用的超声探头	线阵探头

A. 超声引导下注射（平面外法）

❶ 嘱患者取坐位，取膝伸展位，将跟骨放在没有轮子的椅子上。

❷ 将探头置于踝关节内侧，描记出胫骨前肌腱的长轴切面图及踝关节的短轴切面图（图 2-85a、2-85b）。此时调整探头，在画面的中央描记出踝关节间隙。在有踝关节水肿、血肿时，取踝关节跖屈位，关节内的潴留液向后方移动，无法从前方观察到水肿、血肿，此时可取踝关节背屈位（图 2-85c）。

❸ 对探头内侧进行消毒。

❹ 自距探头内侧 5~10mm 处起向外侧刺入注射针（图 2-85d、2-85e）。注射时若不易追踪到针尖位置，可将探头旋转 90°，采用平面内法进针，这样较易描记出针尖（图 2-85f、2-85g）。

❺ 在踝关节间隙内追踪到注射针针尖的白色点状高回声图像后注入药液（图 2-85e）。在有踝关节水肿、血肿时，用平面内法穿刺较易确定针尖位置（图 2-85f、2-85g）。

❻ 在药液进入关节内后，确认药液的流动。当无法确认药液的流动时，将探头向内外侧滑动，如确认到药液未向关节外漏出，则继续注入药液。

要点

有报道指出，与超声引导下注射相比，体表标记法注射的成功率总体较低[1]。同时，超声引导下注射比体表标记法注射更能避免神经血管束损伤。

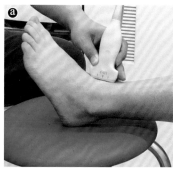

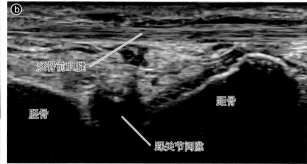

胫骨前肌腱

距骨

胫骨

踝关节间隙

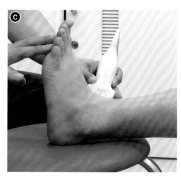

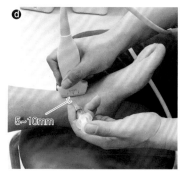

5~10mm

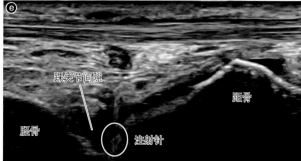

踝关节间隙

距骨

胫骨

注射针

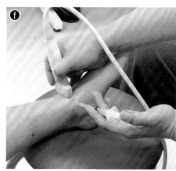

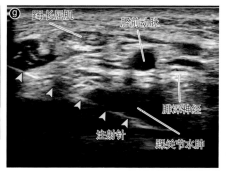

踇长屈肌

胫前动脉

腓深神经

注射针

踝关节水肿

图 2-85 ● 超声引导下踝关节内注射（平面外法）

8.2　远端胫腓联合韧带

适应证	变形性远端胫腓关节炎、远端胫腓联合韧带损伤后疼痛等
主要使用的药物	类固醇药物、局部麻醉药
使用的超声探头	线阵探头

A. 超声引导下注射（平面外法）

❶ 嘱患者取坐位，取膝伸展位，将脚跟部放在没有轮子的椅子上。

❷ 将探头置于踝关节（距下关节）前外侧，描记出下胫腓前韧带的长轴切面图（图2-86a、2-86b，▶）。

❸ 对探头近端进行消毒。

❹ 在距探头5~10mm处由近端向远端刺入注射针（图2-86c）。

❺ 在下胫腓前韧带的深部追踪到注射针针尖的高回声图像后注入药液（图2-86d）。

❻ 在药液进入关节内后，确认药液的流动。

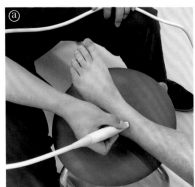
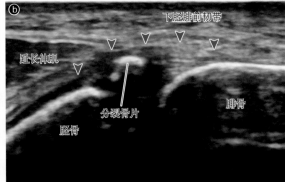
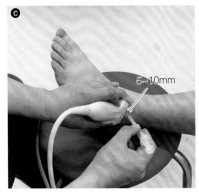
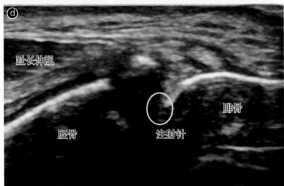

图2-86 ● 超声引导下远端胫腓联合韧带注射（平面外法）

8.3 距骨下关节

适应证	变形性距骨下关节炎、距骨下关节炎、距骨下关节水肿、血肿等
主要使用的药物	类固醇药物、局部麻醉药
使用的超声探头	线阵探头

A. 超声引导下注射（平面外法）

❶ 嘱患者取坐位，取膝伸展位，小腿稍内旋，将脚跟部放在没有轮子的椅子上。

❷ 将探头置于外踝关节前方，描记出距骨下关节的短轴切面图（图 2-87a）。
观察距骨下关节的水肿、血肿时，探头的跟骨侧不动，距骨侧稍向远端旋
转，在距骨消失的部位，能更容易观察到关节的水肿、血肿（图 2-87a）。

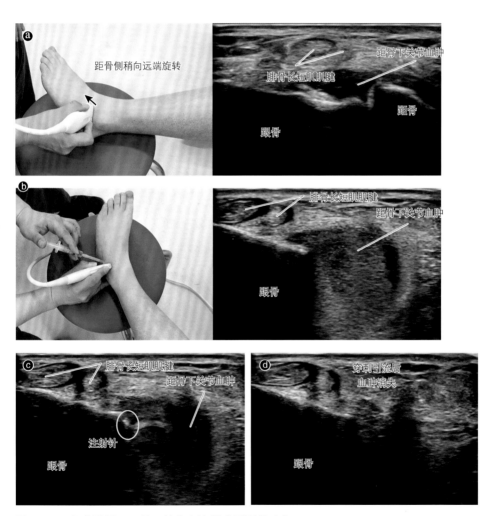

图 2-87 ● 超声引导下距骨下关节内注射（平面外法）
距骨下关节血肿的病例

❸ 对探头的远端进行消毒。

❹ 在距探头 5~10mm 处，由远端向近端刺入注射针（图 2-87b）。由于从近端注射时，受外踝干扰，注射针无法进入更深的部位，故一定要从远端刺入。

❺ 在距骨下关节间隙内追踪到注射针针尖的白色点状高回声图像后注入药液（图 2-87c）。在对距骨下关节水肿、血肿进行穿刺时，描记出注射针针尖的白色点状高回声图像后行穿刺吸引（图 2-87c、2-87d）。

❻ 在药液进入关节内后，确认药液的流动。

8.4 跖趾（MTP）关节

适应证	𝗆指强直、跖趾关节炎等
主要使用的药物	类固醇药物、局部麻醉药
使用的超声探头	线阵探头

A. 超声引导下注射（平面外法）

❶ 嘱患者取坐位，取膝屈曲位，将足底放在没有轮子的椅子上。

❷ 将探头置于足背，描记出跖趾（MTP）关节的短轴切面图（图 2-88a、2-88b）。

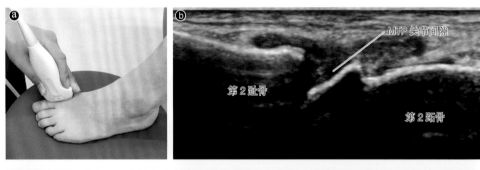
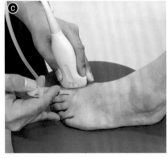
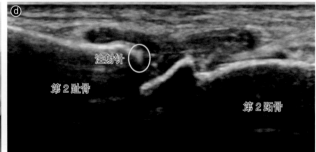

图 2-88 ● 超声引导下跖趾关节内注射（平面外法）
超声图像所示为第 2MTP 关节的注射

❸ 对探头外侧进行消毒。

❹ 在距探头 5~10mm 处，由外侧向内侧刺入注射针（图 2–88c）。

❺ 在 MTP 关节间隙内追踪到注射针针尖的白色点状高回声图像后注入药液
（图 2–88d）。

❻ 在药液进入关节内后，确认药液的流动。

8.5 跟腱周围

适应证	跟腱病、跟腱周围炎等
主要使用的药物	局部麻醉药、稀释后的局部麻醉药
使用的超声探头	线阵探头

A. 超声引导下注射（平面外法）液体松解

❶ 嘱患者侧卧于检查床上，当患部位于跟腱外侧（小腿筋膜等）时，采用
患侧朝上的侧卧位和患侧下肢位于后方、健侧下肢位于前方（图 2–89a）
的姿势。当患部位于跟腱内侧（足底肌腱等）时，采用患侧在下的侧卧
位和患侧下肢在后方、健侧下肢在前方的姿势（图 2–89b）。

❷ 将探头置于跟腱上，描记出跟腱的短轴切面图，并描记出引起疼痛的周
围组织（图 2–89c、2–89d）。

❸ 对探头近端进行消毒。

❹ 在距探头 5~10mm 处，由近端向远端刺入注射针（图 2–89e）。

❺ 在跟腱周围的靶位追踪到注射针针尖的白色点状高回声图像后注入药液
（图 2–89f）。

❻ 确认跟腱和引起疼痛的周围组织之间是否有药液进入（图 2–89g）。注入
药液时适当地将探头朝远端滑动，确认药液（▶）扩散至想要松解的部位。

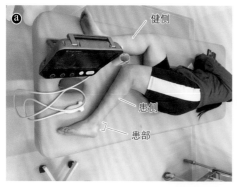

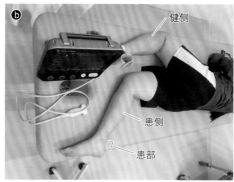

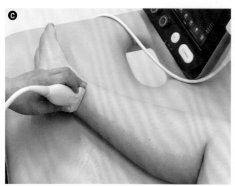

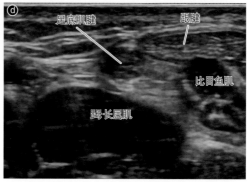

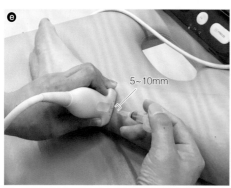

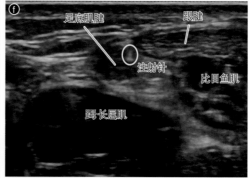

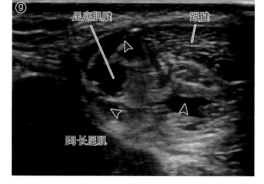

图 2-89 ● 超声引导下跟腱周围液体松解
（平面外法） 视频 2-62

a. 患部在跟腱外侧的情况；b. 患部在跟腱内侧的
情况；d~g. 跟腱至足底肌腱间

8.6 足底筋膜附着部

适应证	足底筋膜炎（附着部型）等
主要使用的药物	类固醇药物、局部麻醉药
使用的超声探头	线阵探头

A. 超声引导下注射（平面内法、平面外法并用）

❶ 嘱患者侧卧于检查床上，采用患侧在下的侧卧位和患侧下肢在后方、健侧下肢在前方的姿势（图2-90a）。

❷ 将探头置于足底，描记出足底筋膜的长轴切面图（图2-90b、2-90c）。

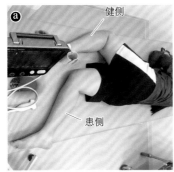

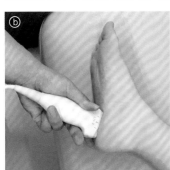

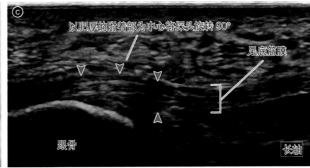

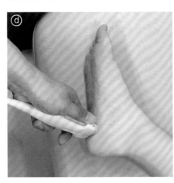

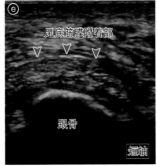

图2-90 ● 超声引导下足底腱膜附着部注射（平面内法和平面外法并用） 视频2-63

确认到肥厚的附着部后，将探头旋转90°，描记出足底筋膜附着部的短轴切面图（图2-90d、2-90e，➤）。

❸ 对探头内侧进行消毒。

❹ 在距探头10mm处，由内侧向外侧用平面内法刺入注射针（图2-90f）。

❺ 在针尖到达足底筋膜附着部的浅层后，注入药液（图2-90g）。

❻ 将探头旋转90°，通过足底筋膜附着部的长轴切面图，观察足底筋膜附着部和脂肪垫间是否有药液扩散（图2-90h、2-90i）。

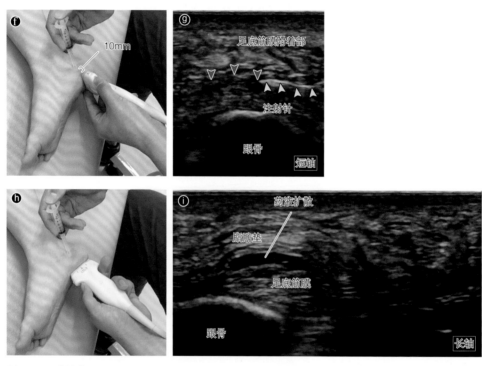

图2-90●（续）

⚠ 陷阱

注射曲安奈德时，如果漏至脂肪垫中，会引起脂肪萎缩，因此应注意，即使是少量药液也不能漏至脂肪垫中。

参考文献

［1］ Cunnington J, et al：A randomized, double-blind, controlled study of ultrasound-guided corticosteroid injection into the joint of patients with inflammatory arthritis. Arthritis Rheum, 62：1862-1869, 2010

超声引导下筋膜液体松解总论

木村裕明　黑泽理人　小林　只

● 何为筋膜

近年来，作为各种疼痛和麻痹的原因的筋膜（fascia）备受瞩目[1-3]。2018年6月，进行了30年来国际疾病分类（ICD）的首次修订，加入了筋膜是机体组织的基本结构的内容。

在日本，fascia 常被译为筋膜和膜，肌筋膜 = myofascia，膜 = membrane，目前尚无准确的日文翻译。在国际上，对于筋膜的定义也尚未统一，有多种观点被提出来。对此，为了不陷入文字游戏，应对其定义进行严密的确认，并根据实际情况进行建设性的讨论。对于筋膜的定义主要有以下2个观点[1-5]。

（1）肌筋膜（myofascia）及构成肌腱、韧带、神经纤维的结缔组织、脂肪、胸膜、心包等内脏的包膜等，骨骼肌和其他部位的结缔组织也包含在此概念中。这是根据其纤维排列和密度总结出来的［筋膜研究大会（Fascia Research Congress）等中的定义］。

（2）鞘、层状物或可解剖结缔组织的集合体，其大小足以用肉眼确认。同时还包括皮肤和肌肉间（皮下组织）、肌肉周围、末梢神经和血管的关联结构（格氏解剖学等中的定义）。

在此基础上，我们将筋膜定义为"肉眼能分辨出的固有结缔组织的纤维构成体"或"所谓的纤维结缔组织的总称"[1, 3]。fascia 包括肌筋膜（myofascia）、神经周围神经旁神经鞘（paraneural sheath）和神经近旁的膜、肌腱（tendon）、韧带（ligament）、支持带（retinaculum）、脂肪垫（fat pad）等。这些组织都有可能成为疼痛来源，使用生理盐水等进行松解（筋膜液体松解）能起到很好的疗效。对各个组织的治疗方案在第2章已分别做了论述。

● 筋膜液体松解开发的来龙去脉

● 筋膜间阻滞（间隙阻滞）

筋膜液体松解技术的开发缘于在进行颈部硬膜外阻滞时，发现即使只在黄韧带前注入局部麻醉药也有明显的效果，后又发现对腰痛、背痛、臀部痛的病例进行黄韧带前（棘间韧带或多裂肌深层）注射后，其疼痛症状也有明显的改善。此后又进行了造影剂注入后对其扩散范围的调查，发现造影剂从神经根周围到硬膜外腔广泛扩散。自此，通过在各种肌外膜间注入局部麻醉药，长期治疗困难的慢性疼痛病例的症状有了极大的改善。这项技术在 2010 年被命名为"筋膜间阻滞（间隙阻滞）"[6]。

● 生理盐水筋膜间注射法

2012 年，由生理盐水替代局部麻醉药后也获得了很好的镇痛效果。于是多种筋膜间的局部麻醉药注射被生理盐水所代替。除了考虑到有效性，出于安全性的考虑，也应尽量避免使用局部麻醉药。这对神经近旁等的临床治疗产生了非常积极的影响。后被命名为"生理盐水筋膜间注射法"。

● 超声引导下筋膜松解

据文献记载，1955 年，对 100 名肩颈部筋膜疼痛的患者进行了生理盐水注射的有效性研究[7]。1980 年，《柳叶刀》报告了生理盐水和局部麻醉药随机对照实验中生理盐水的有效性[8]。2012 年，我们进一步确认了生理盐水的有效性，在双盲实验中，通过用生理盐水和局部麻醉药分别进行筋膜间注射，结果表明生理盐水与局部麻醉药的有效性相同[9]。2014 年，发现超声图像上的筋膜中呈白色带状的部分［2015 年被命名为堆叠像（图像上所见的筋膜的重叠、增厚形态表现）］在注入生理盐水后就如纸片般，一张一张分散开来，注射后不仅有明显的镇痛效果，而且结缔组织的伸展性和柔韧性也得到了改善。此技术被冠以"超声引导下筋膜松解"的名称。松解是剥离和松弛两者意思的结合［国际上使用的水分离术（hydrodissection）仅有剥离（separation）的意思］。

● 筋膜液体松解

到 2014—2015 年，医学研究发现不仅是筋膜，对于其他的筋膜使用生理盐水也有松解的效果，因此该技术又更名为"超声引导下筋膜松解"。筋膜松解，不仅包含注射治疗，也包含针灸、徒手治疗。2017 年，将采用注射法的筋膜松解进一步命名为"液体松解"[1, 3]（木村、小林、白石、皆川：五十音图顺序）。在国际上广泛使用的液体有生理盐水、葡萄糖液、透明质酸、细胞外液、蒸馏水、PRP（血小板制剂）等，种类繁多。异常的筋膜病症并不是假设，目前世界上很多研究者都在从解剖学、生理学、分子生物学、图像诊断方面进行验证。

● 各种各样的筋膜液体松解

作为使用超声辅助的筋膜液体松解的对象的代表性组织有以下 8 种。

❶ 肌筋膜（myofascia，含筋外膜、筋周围膜、筋内膜）（图 2-91）

❷ 支持带（retinaculum，含皮下组织）（图 2-92）

❸ 韧带（ligament）（图 2-93）

❹ 腱鞘（tendon sheath）（图 2-94）

❺ 关节囊（joint capsule）（图 2-95）

❻ 脂肪垫（fat pad）（图 2-96）

❼ 神经旁神经鞘（paraneural sheath）和神经近旁的筋膜（fascia）（图 2-97）

❽ 其他：皮下组织、硬膜、黄韧带复合体（LFD）（图 2-98）

以下为对各组织代表性操作方法的介绍。每种操作方法都是在超声下进行精确治疗的，虽然这一点很重要，但要限定在某个部位事实上不太可能。具体来说，筋外膜间存在很多组织，如脂肪组织、神经末梢、动脉、静脉、淋巴管等，注射时会波及上述所有组织。在进行关节囊的松解时，构成关节囊的韧带群与肌肉终止部纤维、肌腱成分、末梢神经、血管、脂肪垫等都会受到影响。另外，即使向筋外膜间注射 1ml 的药液，扩散的范围也很大。因此，必须在头脑中形成一种"即使只注射 1 处，但会对其他组织产生影响"的观念，这对治疗方案的制订非常关键。

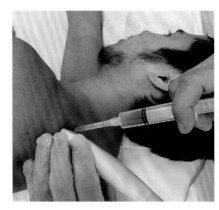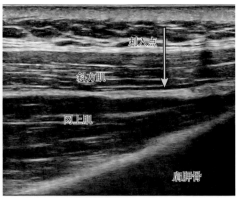

图 2-91 ● 肌筋膜：斜方肌、冈上肌的筋膜液体松解　视频 2-64

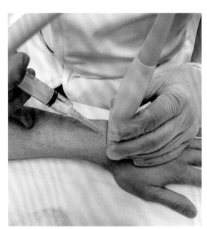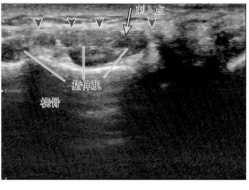

图 2-92 ● 支持带：伸肌支持带的筋膜液体松解　视频 2-65
▶所示为伸肌支持带

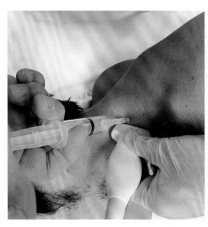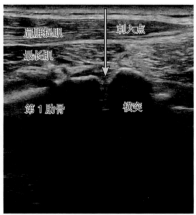

图 2-93 ● 韧带：肋横突外侧韧带的筋膜液体松解　视频 2-66

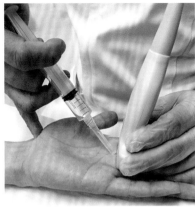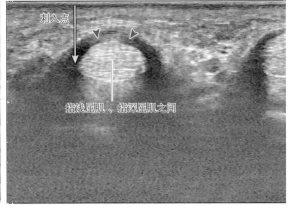

图 2-94 ● 腱鞘：A1 pulley 的筋膜液体松解 视频 2-67

▶：A1 pulley

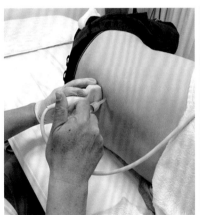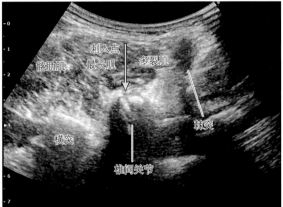

图 2-95 ● 关节囊：腰椎椎间关节囊的筋膜液体松解 视频 2-68

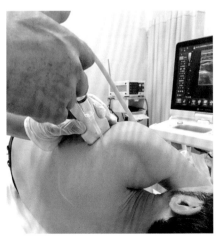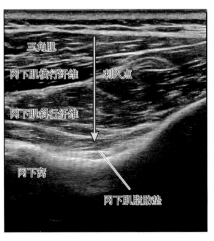

图 2-96 ● 脂肪垫：冈下肌下脂肪垫的筋膜液体松解 视频 2-69

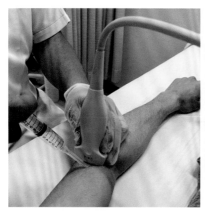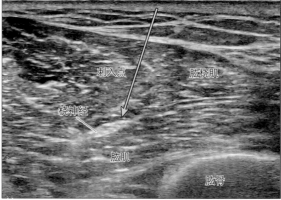

图 2-97 ● 神经旁神经鞘和神经近旁的 fascia：桡神经的筋膜液体松解　视频 2-70

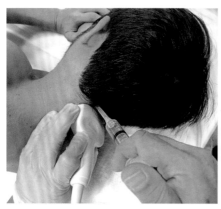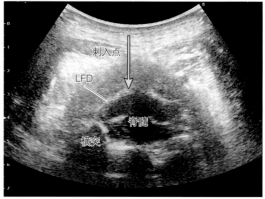

图 2-98 ●（LFD）的筋膜液体松解　视频 2-71

参考文献

［1］「離島発 とって隠岐のエコーで変わる外来診療 — 当てれば見える，見えるとわかる，わかるからおもしろい」（白石吉彦／著），p137，中山書店，2019

［2］「解剖・動作・エコーで導く Fascia リリースの基本と臨床 — 筋膜リリースから Fascia リリースへ」（木村裕明，他／編），文光堂，2017

［3］「これからはじめるスポーツエコー — インターベンションからリハビリテーションまで」（後藤英之／編），pp179-188，メジカルビュー社，2019

［4］「無刀流整形外科 — メスのいらない運動器治療」（柏口新二／編著），日本医事新報社，2017

［5］「THE 整形内科」（白石吉彦，他／編），南山堂，2016.

［6］松岡宏晃，他：筋・筋膜性疼痛症候群（Myofascial Pain Syndrome：MPS）に対する新しい神経ブロック：筋膜間ブロック（スキマブロック）．ペインクリニック，31：497-500, 2010

［7］ SOLA AE & KUITERT JH：Myofascial trigger point pain in the neck and shoulder girdle; report of 100 cases treated by injection of normal saline. Northwest Med, 54：980-984, 1955

［8］ Frost FA, et al：A control, double-blind comparison of mepivacaine injection versus saline injection for myofascial pain. Lancet, 1：499-500, 1980

［9］ Kobayashi T, at al：Effects of interfascial injection of bicarbonated Ringer's solution, physiological saline and local anesthetic under ultrasonography for myofascial pain syndrome -Two prospective, randomized, double-blinded trials-.Journal of the Juzen Medical Society, 125：40-49, 2016

第 3 章

运动系统疾病的神经阻滞

1 斜角肌入路的臂丛神经阻滞

臼井要介 大越有一

1.1 解剖

臂丛神经是由 C5~T1 神经根前支的一部分构成的巨大的神经丛，可支配上肢。臂丛神经在分为各个末梢神经之前进行了多次合流和分支，最终形成各个末梢神经分支，根据部位的不同而有神经根、神经干、神经束的不同称呼（图3-1）。C5、C6 的前支合流为上干，C7 的前支成为中干，C8、T1 的前支合流为下干。然后，上干、中干的前支再合流为外侧束（C5~C7），上干、中干、下干的后支合流为后束（C5~T1），下神经束的前支成为内侧束（C8、T1）。各终末支的组成成分存在个体差异，其分类如图 3-1 所示[1]。

在斜角肌入路进行臂丛神经阻滞时，可按图 3-1 所示的位置放置探头进行操作。在超声图像上需要被观察到的神经是 C5、C6 神经根附近的部分，但旁边的 C7 也会被波及。不过 C8~T1 多不能被阻滞。

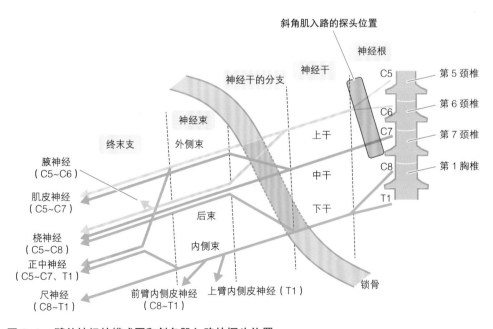

图 3-1 ● 臂丛神经的模式图和斜角肌入路的探头位置

图 3-2 所示为颈部 C5~C7 的横突水平的超声图像。C5、C6 的横突呈螃蟹腿样，而 C7 的横突没有前结节，像滑梯一样光滑。斜角肌入路的前斜角肌、中斜角肌可作为标记，对于高龄者等肌肉相对较少的患者来说，其超声定位可能和平时的定位不一样，此时应根据横突的形状，将其与从中发出的神经的编号相对应，这样可找到正确的定位。

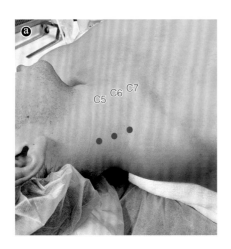

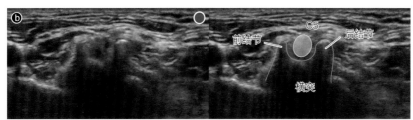

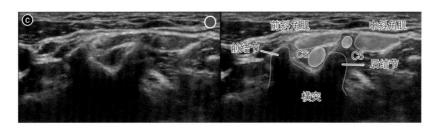

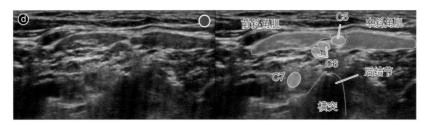

图 3-2 ● C5~C7 超声图像
a. C5；b. C6；c. C7

图 3-2d 是从斜角肌入路进行操作的目标图像，在此可确认到被前斜角肌和中斜角肌夹在中间的 3 组神经（C5-C6-C6）。

图 3-3 所示为上肢的皮肤和骨的神经支配。腋窝至臂内侧的皮肤由肋间臂神经支配，该神经主要来自 T2，并非来自臂丛神经。图 3-4 所示为采用斜角肌间入路注射后被阻滞的区域。为方便起见，将正中神经区域也涂上了颜色，但需要留意正中神经也含有内侧束的成分。

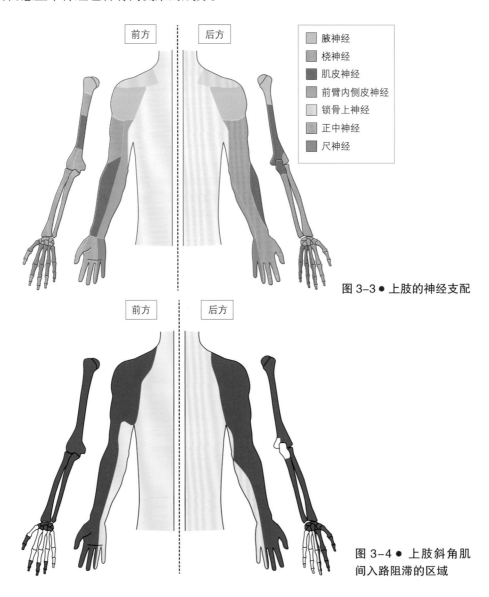

前方　后方

腋神经
桡神经
肌皮神经
前臂内侧皮神经
锁骨上神经
正中神经
尺神经

图 3-3 ● 上肢的神经支配

前方　后方

图 3-4 ● 上肢斜角肌
间入路阻滞的区域

1.3　适用的手术

适用于来自 C5~C7 的神经区域的手术。比较适合锁骨和肩部的手术，也适合上臂和桡骨的手术。锁骨浅层的皮肤由来自颈神经丛的锁骨上神经支配。斜角肌间入路通常会波及锁骨上神经。需要注意的，由于 C8~T1 区域不在阻滞范围内，因此 C8~T1 区域（上肢的尺侧区域）很难获得镇痛效果。另外，来自 T2 的肋间臂神经区域也无法被阻滞。

1.4　使用的药物

一般可使用 0.2%~0.5% 的罗哌卡因 20ml。如果想快速起效，可以并用利多卡因或使用 0.75%~1% 的罗哌卡因。

当患者为儿童时，对术后制动的恐惧可能引起心理创伤，可减量使用 0.1%~0.2% 的罗哌卡因，使运动神经功能得以保留。

1.5　方法

A. 体位

如图 3-5a 所示，患者取仰卧位，面朝向与手术侧相反的方向，肩下垫上垫子，确保留出操作空间。将超声装置放置于操作侧的正对面，使医生、针的注射路径与超声图像三点在同一直线上。本书介绍的是仰卧位操作法，但患者取侧卧位和坐位时也可以进行操作。

B. 扫查方法

❶ 为使斜角肌入路的操作简单化，可在意识中形成将锁骨线和颈（脊柱、正中线）线的夹角 2 等分的直线。虽然会受患者颈部长度和体型的影响，但这条直线基本上与颈部和肩构成的谷沟一致。首先，在这条直线上角的顶点处放置探头，描记出甲状腺、颈内动脉和颈内静脉（图 3-5a、3-5b）。

❷ 接着，沿着这条直线滑动探头，描记出前斜角肌、中斜角肌之间的 C5-C6-C6 的 3 组神经（图 3-5c、3-5d）。

❸ 将探头倾斜，调整至可得到清晰图像的程度[1]。

在高龄者等斜角肌萎缩的病例中，斜角肌位置有时会与平常定位的位置不一

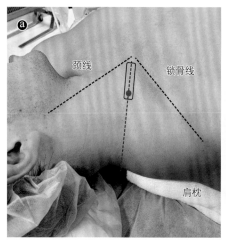
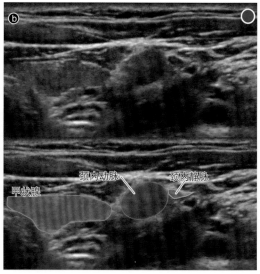

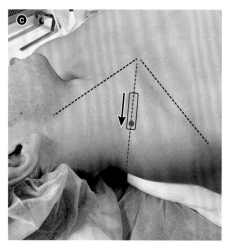
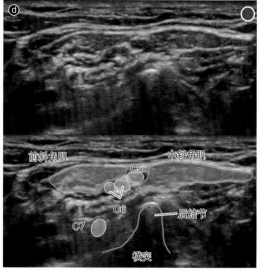

图 3-5 ● 斜角肌入路的超声图像

样，此时可根据第 138 页 "1.1 解剖" 项所述的横突的形状和神经进行追踪，从而找到准确的定位（图 3-2）。

C. 穿刺、药液注入

　　如图 3-6a 所示，用平面内法进行穿刺。斜角肌周边有颈外静脉走行，若探头压力过大，颈外静脉会被推压到外侧而无法描记，故应将探头的压力调整到能确认颈外静脉位置的程度。根据病例的不同，存在颈外静脉在刺入点附近走行的可能，故须一直进行视线的追踪。

针尖的目标位置位于 C5、C6 之间。用平面内法描记出针尖，贯穿中斜角肌，使针尖进入 C5~C6 后，注入药液 10~20ml（图 3-6b、3-6c）。

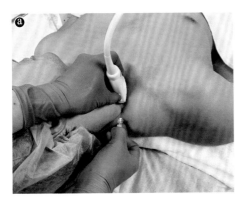

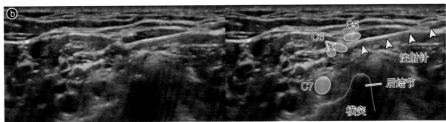

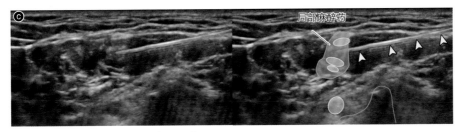

图 3-6 ● 斜角肌入路的臂丛神经阻滞

1.6　并发症

作为斜角肌入路臂丛神经阻滞的特征性并发症，除血肿和感染、神经损伤这些一般的并发症以外，术侧膈神经麻痹几乎是必发的。由于膈神经在斜角肌前面走行，注入药液后会波及此神经而引起功能障碍，因此，肺功能低下是此方案的禁忌证。另外，健康人也不能进行两侧的阻滞。有报道称，通过减少使用的药量（5ml 左右）[2]，以及在不贯穿中斜角肌的筋膜的情况下注入药液（即肌内注射）[3]，可减轻呼吸系统的并发症，但也受具体阻滞点和药效时间的影响。

其他并发症还有喉返神经麻痹、霍纳综合征、蛛网膜下腔阻滞、气胸等。

⚠️ **陷阱**

血管 – 迷走神经反射

进行肩关节手术神经阻滞时，如果发生重度心动过缓和低血压，甚至发生意识丧失和心搏停止，可考虑是血管 – 迷走神经反射的原因[4]。

因坐位引起循环血流淤积于下肢，循环血量减少。另外，因处于手术的特殊环境，患者紧张，引起交感神经兴奋，进一步引起心肌收缩力增强。循环血量减少而心肌收缩力过度增强，心脏的机械受体于是针对这一情况做出反应而发生血管 – 迷走神经反射，引起急剧的心动过缓和血压下降。

此反射一旦发生，有可能发展至心搏停止，是致死性并发症，故应给予积极的预防。可预先进行输液以维持循环血量，手术时推荐镇静剂和全身麻醉药并用。此反射在坐位和肩关节手术以外的情况下也可能发生，有这样的意识并且做好早期应对的准备至关重要。

参考文献

[1] 「あっという間にうまくなる神経ブロック上達術 改訂第3版」（大越有一，寺嶋克幸/著），真興交易医書出版部，pp56-67, 2018

[2] Lee JH, et al：Ropivacaine for ultrasound-guided interscalene block: 5 mL provides similar analgesia but less phrenic nerve paralysis than 10 mL. Can J Anaesth, 58：1001-1006, 2011

[3] Palhais N, et al：Extrafascial injection for interscalene brachial plexus block reduces respiratory complications compared with a conventional intrafascial injection: a randomized, controlled, double-blind trial. Br J Anaesth, 116：531-537, 2016

[4] Campagna JA & Carter C：Clinical relevance of the Bezold-Jarisch reflex. Anesthesiology, 98：1250-1260, 2003

2 腋窝入路的臂丛神经阻滞

臼井要介　大越有一

2.1 解剖

　　腋窝入路的臂丛神经阻滞是在臂丛神经各神经束的终末支（正中神经、桡神经、尺神经、肌皮神经）形成分支的部位进入（**图 3-7**）。这些神经存在于腋窝动脉周围，临床上曾使用动脉贯通法进行注射，该法较为盲目，由于腋窝动脉周围包围的 3 组神经（正中神经、桡神经、尺神经）的位置有很大的个体差异，再加上肌皮神经是在肱二头肌和喙肱肌间走行的，成功率不高。

　　在超声引导下描记出 4 组神经，对它们可分别进行阻滞，成功率和安全性都大为提高。另外从位置来看也不存在气胸的可能，因此在门诊就可以进行处理。

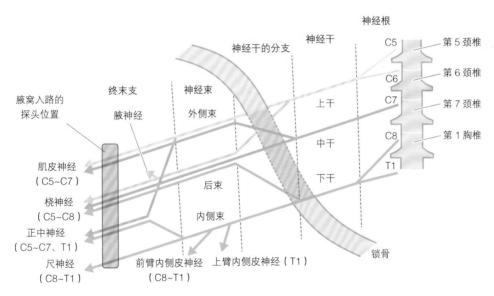

图 3-7 ● 臂丛神经的模式图和腋窝入路的探头位置

图 3-3 所示为支配上肢皮肤和骨的神经分布图。图 3-8 所示为腋窝入路臂丛神经阻滞的镇痛区域。

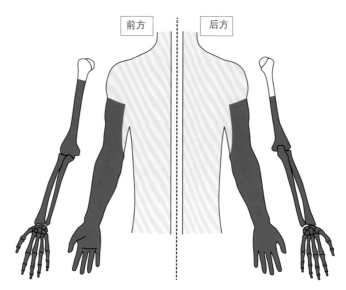

图 3-8 ● 腋窝入路臂丛神经阻滞的镇痛区域

腋窝入路的臂丛神经阻滞主要适用于肘远端手术，亦可用于上臂手术，但对肩部镇痛无效。与斜角肌入路一样，上臂内侧的皮肤由肋间臂神经（T2）支配，因此无法获得镇痛效果。有 2 种方法可在此区域产生镇痛效果以供必要时选择（参考要点）。

✎ 要点

肋间臂神经阻滞

腋窝至上臂内侧的皮肤由肋间臂神经和上臂内侧皮神经支配。在腋窝入路时，肋间臂神经和上臂内侧皮神经不能被阻滞。长时间使用止血带等可以对这些神经进行阻滞。图 3-9 中将探头置于腋窝入路再稍向近端滑动一点可描记出背阔肌。这些神经走行于比肱筋膜更浅表的位置（图 3-9，◯内），在肱筋膜的浅层皮下注入 5ml 左右的局部麻醉药[2]。有时会有无法辨认出神经的情况。

使用导管介入的锁骨下阻滞

从臂丛神经阻滞的锁骨下入口进行单次给药浸润是肋间臂神经阻滞的唯一方法，

但发生气胸的风险非常高，穿刺难度非常大。使用硬膜外麻醉试剂盒，通过与腋窝阻滞相同的入路进行锁骨下阻滞的方法如下。

❶ 如图3-10所示，将探头置于与腋窝入路相同的位置，用平面外法使用Tuohy穿刺针穿过肱筋膜直达腋窝动脉附近。

❷ 斜面穿刺针朝向躯干方向，将导管插入10cm左右。导管沿着腋窝动脉向脑侧侵入，到达锁骨下动脉旁。

❸ 从导管注入20ml左右的局部麻醉药，对锁骨下动脉周围的神经（神经束）进行麻醉[1]。

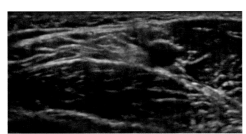
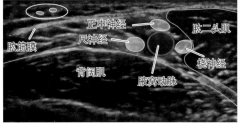

图3-9 ● 肋间臂神经阻滞

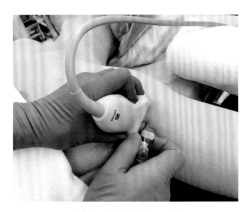

图3-10 ● 腋窝入路的锁骨下阻滞

2.4 使用的药物

一般可使用0.2%~0.5%的罗哌卡因20ml。若想快速起效，则可以并用利多卡因或者使用0.75%~1%的罗哌卡因。

当患者为儿童时，术后制动可能引起心理创伤，应减量使用0.1%~0.2%的罗哌卡因，保留运动神经功能。

A. 体位

嘱患者取仰卧位，上肢外展，呈上举姿势（图 3-11a）。医生在患者头侧站立，将超声屏幕正对医生，医生视线与进针方向、超声图像保持水平。

B. 扫查方法

❶ 如图 3-11b 所示，将探头垂直于腋窝动脉走行的方向，放置于胸大肌的止点。由于腋窝动脉在非常浅表的位置，应将超声的深度设定在较浅的位置。

❷ 探头从近端到远端稍做滑动（或倾斜），能观察到在肱二头肌和喙肱肌之间走行的肌皮神经。

❸ 无须移动探头，在同一个图像内就能确定阻滞围绕腋窝动脉的 3 根神经和肌皮神经可能的入路。但肌肉发达的男性的肌皮神经在同一图像内被记录下来的可能性较小。

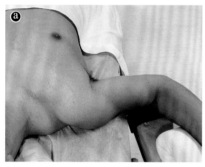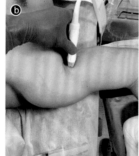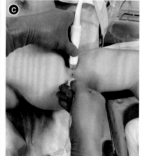

图 3-11 ● 腋窝入路的体位和探头位置
a. 体位；b. 探头位置；c. 穿刺时

腋窝动脉有腋窝静脉伴行。有的患者有 2 根腋窝动脉、数根静脉分支，因此穿刺困难的情况并不少见。另外，探头即便只是轻压也可能造成此处静脉被压瘪，无法探查（图 3-12），因此需要调节探头的扫查方式，并且在穿刺时避免造成血管损伤、误入血管。

C. 穿刺、药液注入

如图 3-11c 所示，用平面内法进行穿刺。针头进入神经旁时，每根神经用

3~5ml 的局部麻醉药进行麻醉。腋窝入路的目标神经是正中神经、尺神经、桡神经、肌皮神经 4 组神经。

穿刺位置尽量为一处，可通过改变针的角度对 4 组神经进行阻滞。正中神经、桡神经、尺神经的位置和动静脉的分布存在个体差异，应根据患者的情况改变进针的方向。探头扫查时充分确认动静脉的压力，避免误入血管内。

笔者非常推荐的阻滞方案是在入口处穿刺 2 次以阻滞腋窝动脉周围的 3 根神经，第 3 次阻滞肌皮神经（图 3-12b）。如图 3-12b 所示，在探查桡神经时，虽然探头压迫使静脉压瘪后有时也能顺利进入入口，但轻压探头确认好静脉的位置并使组织间的间隙（例如图 3-12a 的正中神经与尺神经的间隙）扩大后再进行穿刺更加安全。操作时应随机应变。因为动静脉走行的原因，让穿刺针到达最远端的尺神经近旁的操作可能比较困难。这时可采取下述方法，使针头进入近处后，让药液浸润周围组织。若难以辨别神经，也可以在腋窝动脉的周围进行包围式药液注入[1]。

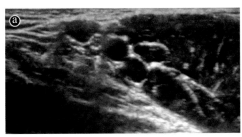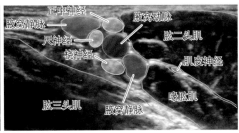
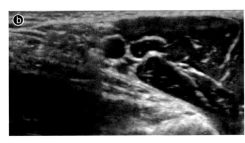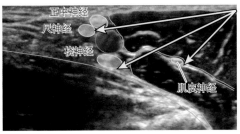

图 3-12 ● 腋窝入路
示该病例穿刺计划图。a. 轻压探头获取的超声图像；b. 用力压迫探头时的超声图像

2.6 并发症

除血肿、感染、神经损伤、与其他神经阻滞相同的并发症外，对动静脉分支较多的病例要特别注意不要误入血管内。

参考文献

[1] 「あっという間にうまくなる神経ブロック上達術 改訂第 3 版」(大越有一, 寺嶋克幸 / 著), 真興交易医書出版部, pp76-81, 2018

[2] Magazzeni P, et al: Ultrasound-Guided Selective Versus Conventional Block of the Medial Brachial Cutaneous and the Intercostobrachial Nerves: A Randomized Clinical Trial. Reg Anesth Pain Med, 43: 832-837, 2018

3 上肢选择性感觉神经阻滞

臼井要介　大越有一

3.1 解剖

手术时一般通过检查手指运动的灵活度来查验局部浸润麻醉的效果，而在末梢神经手术中无法判断末梢神经的功能是否阻滞。选择性感觉神经阻滞不仅影响手指的运动能力，也可以对皮肤损伤产生选择性镇痛效果。因此，在手术中也可以监测末梢神经的功能。

A. 肌皮神经

肌皮神经是喙肱肌和肱二头肌短头穿过后通过肱肌的腹侧形成的前臂外侧皮神经[3]。肘关节屈曲通过肌皮神经支配的肱肌、肱二头肌和桡神经支配的肱桡肌的收缩来完成（图 3-13a）。前臂外旋则是由肌皮神经支配的肱二头肌和桡神经支配的肱桡肌和外旋肌的收缩引起[4]（图 3-13b）。腋窝水平的肌皮神经阻滞会引起前臂外侧皮神经的感觉低下和肱肌、喙肱肌、肱二头肌肌张力低下。肱桡

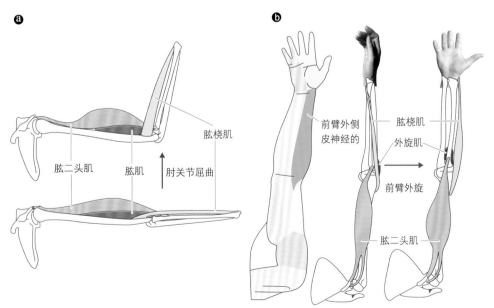

图 3-13 ● 肘关节屈曲和前臂外旋
a. 肘关节屈曲；b. 前臂外旋

肌收缩引起肘关节屈曲，肱桡肌和外旋肌收缩引起前臂外旋。

B. 桡神经

桡神经从腋窝通过肱骨背侧向外侧走行，在肱骨远端的外侧，前臂后皮神经分支后，再分支形成深支（骨间后神经）和浅支（图3-14A）。腕关节背侧的9根前臂伸肌从6个通道内通过（图3-15，参考"要点"）。第1区域的拇长展肌（APL）和拇短伸肌（EPB）及第3区域的拇长伸肌（EPL）与拇指的外展和伸直相关（图3-16 ⓐⓑ）。第2区域的桡侧腕长伸肌（ECRL）和桡侧腕短伸肌（ECRB）及第6区域的尺侧腕伸肌（ECU）与腕关节的伸展有关（图3-17 ⓐ）。第4区域的示指固有伸肌（EIP）和指总伸肌（EDC）及第5区域的小指伸肌（EDQ）与掌指关节（MP）的伸展有关（图3-18a）。ECRL和ECRB以外的前臂伸肌群由外旋肌贯通后的桡神经深支支配，ECRL和ECRB由外旋肌贯通前的桡神经分出的运动支支配（图3-14）。实施肱骨水平的桡神经主干阻滞时，所有的前臂伸肌群无法收缩，而桡神经深支麻痹时，虽然EIP、EDC、EDQ无法收缩导致MP也无法收缩，但ECRL和ECRB可以收缩，因此腕关节可以伸展。

✎ **要点** ┄┄

通道的位置和分区

伸肌支持带是在运动时为了使前臂伸肌腱不突出于皮肤而对其有压迫作用的手腕背侧的韧带，共分为6组。

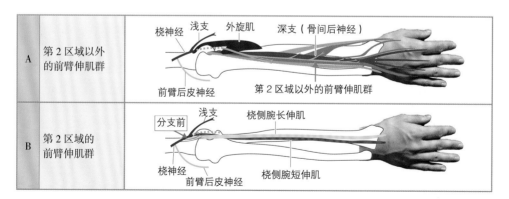

图3-14 ● 桡神经在肱骨远端外侧，前臂后皮神经分支后，分成深支（骨间后神经）和浅支。桡侧腕长伸肌和桡侧腕短伸肌以外的前臂伸肌群都由桡神经深支支配（A），桡侧腕长伸肌和桡侧腕短伸肌由桡神经的运动支支配（B）

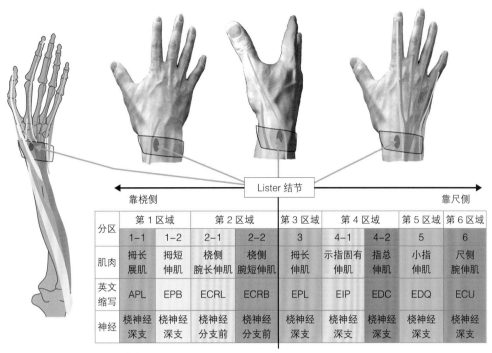

分区	第1区域		第2区域		第3区域	第4区域		第5区域	第6区域
	1-1	1-2	2-1	2-2	3	4-1	4-2	5	6
肌肉	拇长展肌	拇短伸肌	桡侧腕长伸肌	桡侧腕短伸肌	拇长伸肌	示指固有伸肌	指总伸肌	小指伸肌	尺侧腕伸肌
英文缩写	APL	EPB	ECRL	ECRB	EPL	EIP	EDC	EDQ	ECU
神经	桡神经深支	桡神经深支	桡神经分支前	桡神经分支前	桡神经深支	桡神经深支	桡神经深支	桡神经深支	桡神经深支

图 3-15 ● 桡神经和前臂伸肌群

Lister结节是桡骨和尺骨的茎突连线上桡骨背侧突出的部分

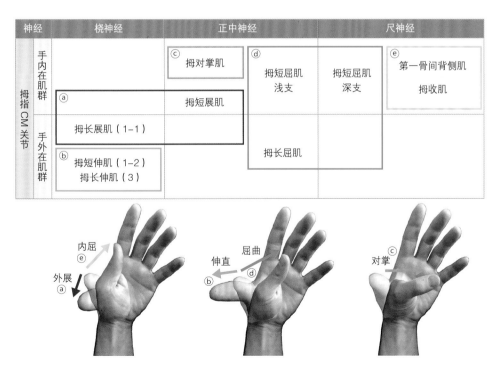

图 3-16 ● 拇指运动和神经支配

前臂中部尺神经和正中神经阻滞后拇指的运动受限，但正中神经支配的拇长屈肌和桡神经支配的拇长伸肌能够收缩。"（ ）"表示各分区

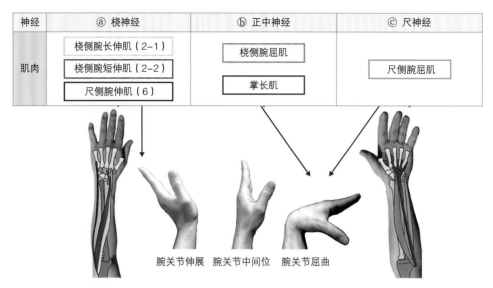

神经	ⓐ 桡神经		ⓑ 正中神经	ⓒ 尺神经
肌肉	桡侧腕长伸肌（2-1） 桡侧腕短伸肌（2-2） 尺侧腕伸肌（6）		桡侧腕屈肌 掌长肌	尺侧腕屈肌

腕关节伸展　　腕关节中间位　　腕关节屈曲

图 3-17 ● 腕关节的活动和神经支配

前臂中部尺神经和正中神经阻滞对手外在肌群没有影响，因此腕关节屈曲、伸展不受限制。"（ ）"表示各分区

ⓐ 指关节伸展和相关肌肉

关节	小指		环指			中指			示指		
远侧指间 关节（DIP） 近侧指间 关节（PIP）	第 3 骨间掌 侧肌	第 4 蚓状肌	第 4 骨间背 侧肌	第 2 骨间掌 侧肌	第 3 蚓状肌	第 3 骨间背 侧肌	第 2 骨间背 侧肌	第 2 蚓状肌	第 1 骨间掌 侧肌	第 1 骨间背 侧肌	第 1 蚓状肌
掌指关节 （MP）	小指伸 肌（5）	指总伸肌 （4-2）								示指固有伸 肌（4-1）	

ⓑ 指关节伸展和神经支配

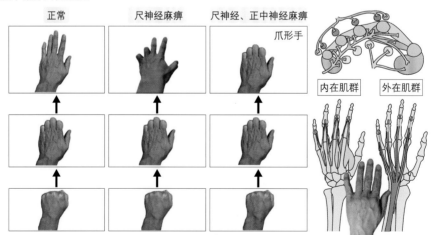

正常　　　　尺神经麻痹　　　尺神经、正中神经麻痹

爪形手

内在肌群　外在肌群

图 3-18 ● 指关节伸展相关肌肉和神经支配

■的部分为尺神经支配，■的部分为正中神经支配，■的部分为桡神经支配

前臂中部尺神经阻滞后正中神经支配的第 1、第 2 蚓状肌的收缩不受影响，示指和中指能稍伸展，但正中神经阻滞后示指到小指的 PIP、DIP 无法伸展（爪形手）

C. 正中神经、尺神经

正中神经从前臂腹侧通过腕管后到达手掌。在**图 3-19** 中描绘了正中神经所支配的手外在肌群、手内在肌群。尺神经主干在尺侧腕屈肌背侧远端分出手背支后通过腕尺管进入手掌，分出运动支和手掌支。**图 3-20** 所示为尺神经所支配的手外在肌群、手内在肌群。由正中神经支配、参与拇指活动的肌肉中只有拇长屈肌属于手外在肌群。尺神经支配的肌肉全部属于手内在肌群（**图 3-16**）。由尺神经支配、参与腕关节屈曲的尺侧腕屈肌和正中神经支配的掌长肌以及桡侧腕屈肌全部属于手外在肌群（**图 3-17** ⓑⓒ）。正中神经支配的第 1、第 2 蚓状肌和尺神经支配的第 3、第 4 蚓状肌与骨间掌侧肌、骨间背侧肌都跟 PIP、DIP 伸展相关（**图 3-18a**）。前臂中部尺神经前臂主干阻滞后正中神经支配的第 1、第 2 蚓状肌还能收缩，示指和中指还能稍伸展，但正中神经阻滞后示指、中指、环指、小指的 PIP、DIP 无法伸展（爪形手[5]，**图 3-18b**）。约 65% 的手背桡侧感觉神经分布于桡神经浅支，约 35% 分布于尺神经手背支[6]（**图 3-21** ⓑⓓⓔ）[7]。因此，在示指、中指、环指、小指的 PIP、DIP 伸展手术中需要阻滞的不是尺神经前臂主干，而是尺神经手背支[8]（**图 3-22**）。

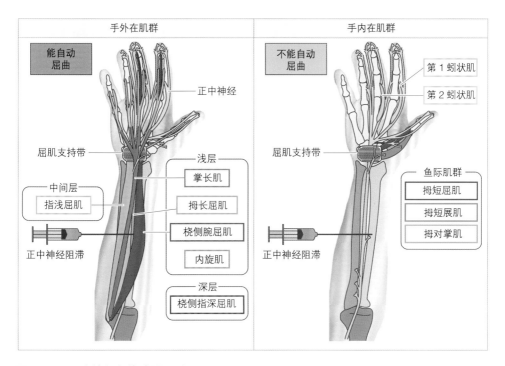

图 3-19 ● 正中神经和前臂屈肌群
前臂中部正中神经阻滞后手外在肌群能够收缩，但手内在肌群无法收缩

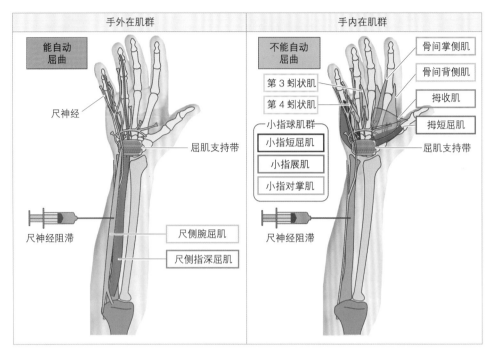

图 3-20 ● 尺神经和前臂屈肌群
前臂中部尺神经阻滞后手外在肌群能够收缩，但手内在肌群不能收缩

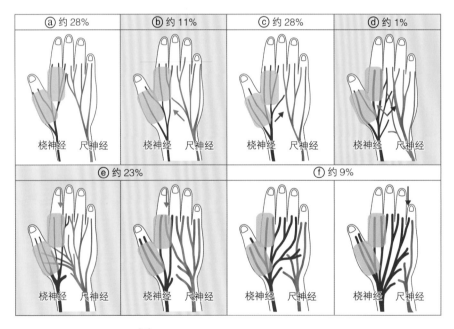

图 3-21 ● 手背皮神经的分布 [7]
约 65% 的手背桡侧感觉神经（ⓐ + ⓒ + ⓕ）分布于桡神经浅支，约 35%（ⓑ + ⓓ + ⓔ）分布于尺神经手背支。■的部分为拇长伸肌腱断裂后进行示指固有伸肌腱再建术，手术中不仅要对桡神经浅支进行阻滞，也要对尺神经手背支进行阻滞

要点

"能自动屈曲"和"不能自动屈曲"

桡神经支配的前臂伸肌群全部为手外在肌,而正中神经和尺神经支配的前臂屈肌群,既有手外在肌,又有手内在肌。手外在肌的肌束从肘关节附近分支而来,手内在肌的肌束则是从腕关节的远端分支而来。

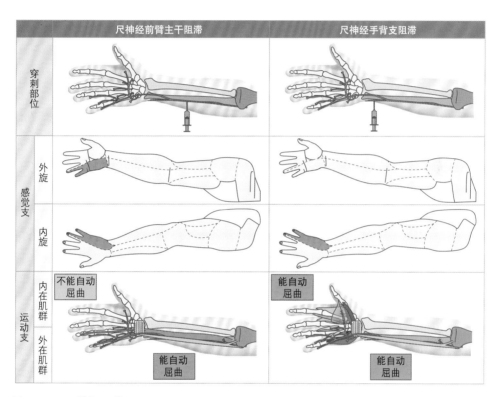

图 3-22 ● 尺神经阻滞
前臂中部尺神经阻滞后手掌尺侧和手背尺侧感觉障碍,手内在肌群无法收缩,但手外在肌群能够收缩。只对尺神经手背支进行阻滞时,手内在肌群和手外在肌群都可以收缩,仅发生手背尺侧感觉障碍

3.2 神经支配(表 3-1)

分布于前臂内侧的皮神经是前臂内侧皮神经,分布于前臂外侧的皮神经为前臂外侧皮神经,分布于前臂背侧的皮神经为前臂后皮神经(图 3-23)。手的皮神经分布如下:手掌尺侧为尺神经手掌支,手掌中央到桡侧为正中神经,手背尺侧为尺神经手背支,手背中央到桡侧为桡神经浅支。邻接皮神经会有重叠现象(图 3-21)。

表 3-1 ● 手内在肌群、外在肌群的神经支配

手部运动			桡神经	正中神经		尺神经	
			仅外在肌群	内在肌群	外在肌群	内在肌群	外在肌群
四指	外展					第1~4骨间背侧肌	
	内收					第1~3骨间掌侧肌	
	屈曲	MP		第1、第2蚓状肌		第3、第4蚓状肌骨间背侧肌、骨间掌侧肌	
		PIP			指浅屈肌		
		DIP			中指、示指指浅屈肌		小指、环指指深屈肌
	伸展	MP	示指固有伸肌（4-1）指总伸肌（4-2）小指伸肌（5）				
		PIP		第1、第2蚓状肌		第3、第4蚓状肌骨间背侧肌、骨间掌侧肌	
		DIP					
拇指	屈曲			拇短屈肌浅支	拇长屈肌	拇短屈肌深支	
	伸展		拇短伸肌（1-2）拇长伸肌（3）				
	外展		拇长展肌（1-1）	拇短展肌			
	内收					第1骨间背侧肌拇收肌	
	对掌			拇对掌肌			
腕关节	屈曲				掌长肌桡侧腕屈肌		尺侧腕屈肌
	伸展		桡侧腕长伸肌（2-1）桡侧腕短伸肌（2-2）尺侧腕伸肌（6）				

注："（ ）" 表示各分区。

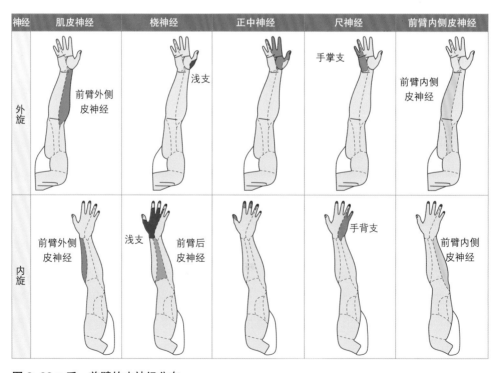

图 3-23 ● 手、前臂的皮神经分布

3.3 适用的手术

在前臂伸肌群的肌腱移植术中，需要将手背到前臂背侧的皮肤切开，对肌皮神经、前臂后皮神经、桡神经浅支、尺神经手背支4根神经进行阻滞[8]。而在前臂屈肌群的肌腱移植术中，不仅需要切开从手背到前臂背侧的皮肤，也需要切开从手掌到前臂腹侧的皮肤。因此，需要对肌皮神经、前臂后皮神经、桡神经浅支、尺神经前臂主干、正中神经前臂主干、前臂内侧皮神经6根神经进行阻滞。由于有对骨的操作，还需要进一步阻滞骨间前神经和桡神经深支（骨间后神经）的终末支。

3.4 使用的药物（表3-2）

在前臂伸肌群的肌腱移植术中，尺神经手背支阻滞使用0.15%的罗哌卡因2ml，其他神经阻滞均需4ml。

表3-2 ●适用的手术、体位和穿刺部位

适用的手术、体位和穿刺部位		肌皮神经	桡神经		尺神经			正中神经	前臂内侧皮神经
			前臂后皮神经	浅支	手背支	手掌支			
前臂伸肌群的肌腱移植术	神经阻滞	◎	◎	◎	◎	×	×	×	
	0.15% 罗哌卡因	4ml	4ml	4ml	2ml	—	—	—	
前臂屈肌群的肌腱移植术	神经阻滞	◎	◎	◎	◎（前臂主干）		◎	◎	
	0.15% 罗哌卡因	4ml	4ml	4ml	4ml		4ml	4ml	
体位		外旋	内旋	外旋	外旋		外旋	外旋	
穿刺部位		从头侧进			从足侧进				

注：肌皮神经、前臂后皮神经、桡神经浅支的阻滞是需要掌握的基本技术，另外还需要掌握前臂伸肌群的肌腱移植术中尺神经手背支的阻滞以及前臂屈肌群的肌腱移植术中尺神经前臂主干、正中神经、前臂内侧皮神经阻滞的技术。

3.5 方法[8-10]

A. 肌皮神经阻滞

肌皮神经阻滞参考第3章专题2。

B. 前臂后皮神经阻滞（图3-24）

❶ 肩关节外展、内旋90°，肘关节伸直，前臂内旋，在肘关节下面垫一个毛巾。

159

❷ 医生从头侧（外侧）向肱骨中央移动探头进行扫查，能确认到与肱骨贴在一起的桡神经主干（图 3-24a）。

❸ 将探头向远端移动，描记出起点在肱骨远端的肱桡肌，并且能观察到桡神经主干在肱桡肌的起点分支形成的前臂后皮神经（图 3-24b）。

❹ 前臂后皮神经从肱桡肌的浅层到末梢走行分支，将分支处作为穿刺部位，注入局部麻醉药，在神经周围形成"甜甜圈征"。

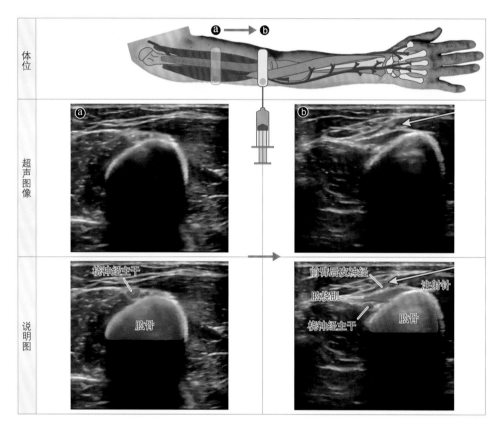

图 3-24 ● 桡神经、前臂后皮神经阻滞

C. 桡神经浅支阻滞（图 3-25）

❶ 肩关节外展、外旋 90°，肘关节伸直，前臂外旋。

❷ 医生从头侧（桡侧）向桡骨近端移动探头进行扫查，能确认到外旋肌内的桡神经深支。

❸ 将探头向近端移动，描记出桡神经主干的汇合处（图 3-25a），接着一边

确认主干，一边将探头向远端移动，在靠近桡动脉处确认到分出的浅支（图 3-25b）。

❹ 将存在于肱桡肌背侧和桡动脉桡侧的桡神经浅支作为穿刺部位，注入局部麻醉药，在神经周围形成"甜甜圈征"。

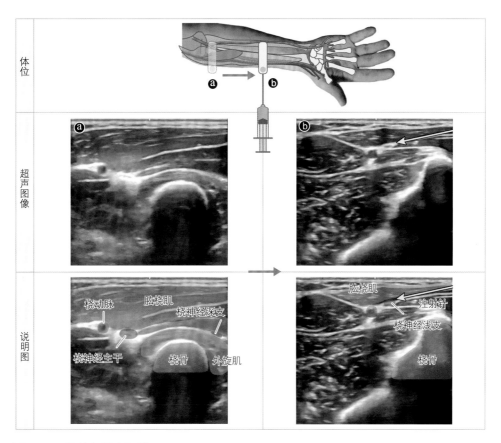

图 3-25 ● 桡神经浅支阻滞

D. 尺神经阻滞（图 3-26）

❶ 肩关节外展、外旋 90°，肘关节伸直，前臂外旋。

❷ 医生从足侧（尺侧）向尺骨中央移动探头进行扫查，能确认到尺侧腕屈肌的背侧以及尺动脉尺侧的尺神经主干（图 3-26b）。

❸ 将探头向远端移动，确认到向尺侧腕屈肌的尺侧分支形成的手背支（图 3-26a）。在需要切开手背皮肤的手术中，于豌豆骨近端 3cm 左右进行尺

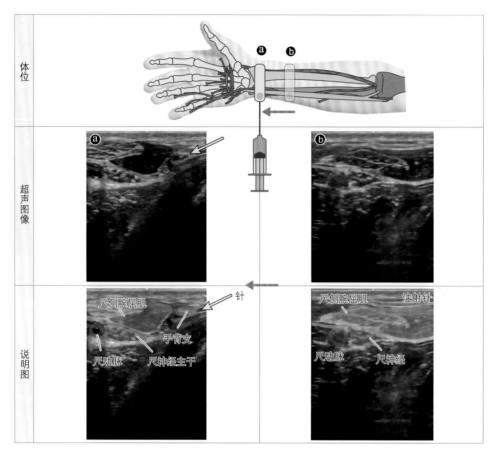

体位

超声图像

说明图

尺侧腕屈肌

手背支

尺动脉　尺神经主干

针

尺侧腕屈肌　注射针

尺动脉　尺神经

图 3-26 ● 尺神经阻滞

　　神经手背支阻滞。在需要切开手掌皮肤的手术中，于前臂中央进行尺神经主干阻滞。

❹ 尺神经手背支阻滞时注意不要使局部麻醉药流向主干，应将药量减少1~2ml。

E. 正中神经阻滞（图 3-27）

❶ 肩关节外展、外旋90°，肘关节伸直，前臂外旋。

❷ 医生从足侧（尺侧）向前臂中央移动探头进行扫查，能确认到夹在拇长屈肌、指浅屈肌和指深屈肌中的正中神经（图 3-27b）。

❸ 将探头向远端移动，观察到指浅屈肌在桡侧绕至体表浅层，在此可确认到进入腕管的正中神经（图 3-27a）。

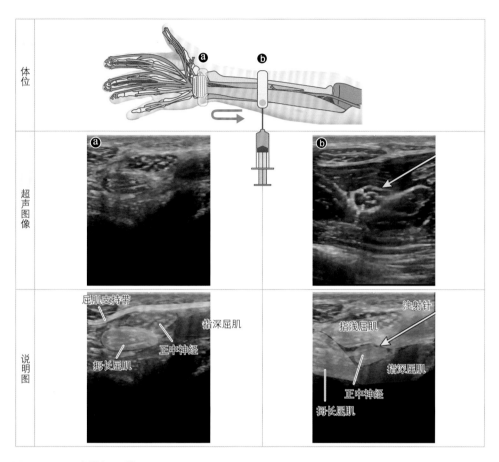

体位		
超声图像	ⓐ	ⓑ
说明图	屈肌支持带 指深屈肌 正中神经 拇长屈肌	注射针 指浅屈肌 指深屈肌 正中神经 拇长屈肌

图 3-27 ● 正中神经阻滞

❹ 当不需要切开手掌皮肤时则不用进行正中神经阻滞。在需要切开手掌皮肤的手术中可在前臂中央进行正中神经阻滞。由于局部麻醉药对于在前臂远端、从正中神经桡侧分支出的手掌支也有效果，故可注入药液，在神经周围形成"甜甜圈征"。

F. 前臂内侧皮神经阻滞（图 3-28）

❶ 肩关节外展、外旋 90°，肘关节伸直，前臂外旋。

❷ 医生从足侧（尺侧）向肘管移动探头进行扫查，能确认到尺神经。

❸ 腋静脉被压迫后怒张，一边确认尺神经，一边将探头向近端移动，筋膜浅部怒张的尺侧皮静脉的旁边就是前臂内侧皮神经（图 3-28a）。进一步向近端移动探头，尺神经从筋膜深部向筋膜浅部移动，与前臂内侧皮神

经汇合形成臂丛内侧束（图 3-28b）。

❹ 臂丛内侧束分支后，若前臂内侧皮神经被阻滞，则尺神经也同时被阻滞。前臂内侧皮神经向末梢走行后形成分支，被筋膜与尺神经隔开，在尺侧皮神经邻近的部位穿刺，注入局部麻醉药，在神经周围形成"甜甜圈征"。

3.6 并发症

可能发生血肿、感染、神经损伤等并发症。需要特别注意避免造成神经损伤，无法确认到针尖时应停止进针。

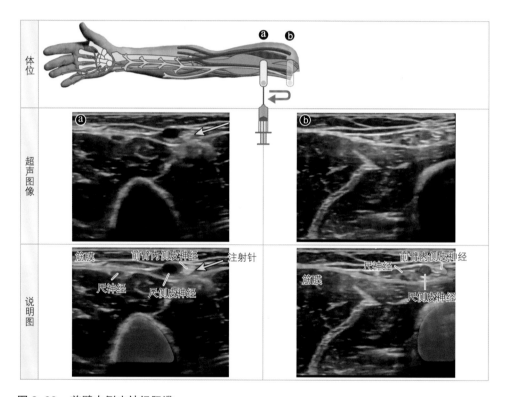

图 3-28 ● 前臂内侧皮神经阻滞

参考文献

［1］ Lalonde DH：Conceptual origins, current practice, and views of wide awake hand surgery. J Hand Surg Eur, 42：886-895, 2017
［2］ 鈴木重哉：超音波ガイド下神経ブロックによる末梢神経手術. Monitored hand surgery の試み. 日本整形外科超音波学会会誌, 30：200-209, 2019

［ 3 ］　上肢の解剖．「リハビリテーション解剖アトラス」（佐藤達夫，坂本裕和 / 著），pp145-193，医歯薬出版，2006

［ 4 ］　林 典雄：肘関節に関わる筋，手関節および手指にかかわる筋．「運動療法のための機能解剖学的触診技術　上肢」（林典雄 / 著，青木隆明 / 監），pp223-341，メジカルビュー社，2011

［ 5 ］　「手 その機能と解剖 第 6 版」（上羽康夫 / 著），pp225-263，金芳堂，2016

［ 6 ］　千葉正司：手の皮神経，手の筋の神経支配．「日本人のからだ　解剖学的変異の考察」（佐藤達夫，秋田恵一 / 編），pp551-553，東京大学出版社，2000

［ 7 ］　Hirasawa K: Untersuchungen üiber das periphere Nerven-system. Hefte 2, Abt, Anat. Inst. Univ. Kyoto, Series A: pp116-154, pp193-246, 1931

［ 8 ］　臼井要介，他：超音波ガイド下神経ブロックの進歩 ─ Wide Awake Hand Surgery の麻酔 ─．日臨麻会誌，38：123-128，2018

［ 9 ］　臼井要介，鈴木重哉：橈骨遠位端骨折 全身麻酔＋選択的神経ブロック．「続・末梢神経ブロックの疑問・実践編・Q&A70」（上嶋浩順 / 編，大嶽浩司 / 監），pp105-110，中外医学社，2018

［10］　上肢　末梢神経の探し方．「うまくいく！超音波でさがす末梢神経 ─ 100 ％効く四肢伝達麻酔のために」（仲西康顕 / 著，田中康仁 / 監），pp60-123，メジカルビュー社，2015

4 股神经阻滞

杉浦健之　草间宣好　太田晴子

4.1　解剖

　　股神经由 L2~L4 的前支构成，是腰丛神经中最粗的神经。股神经从腹股沟韧带进入骨盆，再进入股三角（图 3-29，腹股沟韧带、缝匠肌内侧缘、长收肌外侧缘包围的区域）。股三角内有股神经和股动静脉，三者从内到外依次为股静脉、股动脉、股神经。股神经和股动静脉都存在于股筋膜的下层（图 3-30）。股神经还被髂筋膜覆盖，髂筋膜将股神经和股动静脉分割在不同的区域，因此在进行神经阻滞时，须在髂筋膜的下层注入药液。

　　股神经通过腹股沟韧带后形成扇形的多个分支（图 3-31）。其主要分支有股神经前皮支，股神经的终末支隐神经以及分别进入股四头肌、缝匠肌、耻骨肌的分支。股神经的分支与股动脉分出股深动脉的位置在同一高度（图 3-31），当进行整个股神经的阻滞时，需要从股深动脉分支处开始向头侧（近端）进行阻滞。但若存在止血困难的并发症，则应从腹股沟韧带的远端进行操作。为使股神经阻滞成功，需要非常熟悉：①筋膜（股筋膜和髂筋膜）；②股神经分支的解剖。

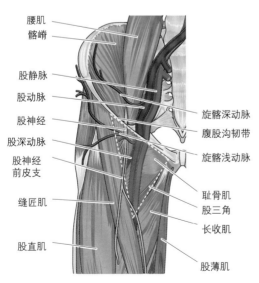

图 3-29 ● 股三角（右下肢）的解剖

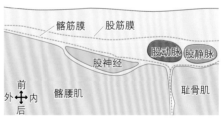

图 3-30 ● 股神经、股动脉、股静脉（右下肢）和股筋膜、髂筋膜的关系

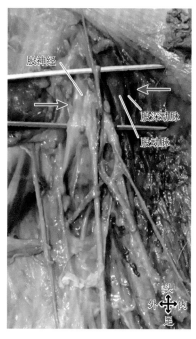

图 3-31 ● 股神经的分支（右下肢）
股神经和股动脉暴露
➜ 表示股深动脉从股动脉分支的水平

4.2 神经支配

　　皮肤和骨的神经支配如图 3-32 所示。股神经前皮支支配从大腿前面到膝盖前面的皮肤感觉，隐神经支配从小腿内侧到足内侧的皮肤感觉。股神经的分支支配缝匠肌、耻骨肌、股四头肌。

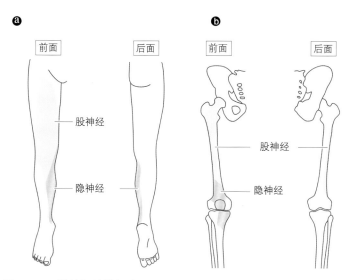

图 3-32 ● 股神经的神经支配
a. 皮肤的神经支配（皮节）；b. 骨的神经支配（骨凿）

4.3 适用的手术

单独阻滞股神经也可能阻断从大腿前面到膝盖前面以及小腿内侧的感觉，股外侧皮神经阻滞和坐骨神经阻滞、骶丛神经阻滞的并用，适合广泛的下肢手术（表3-3）。持续的股神经阻滞能有效阻断膝盖手术术后强烈的疼痛感觉。

表3-3 ● 代表性的下肢手术方法和周围神经阻滞的应用

代表性手术方法	末梢神经阻滞的组合示例
人工髋关节置换术	● 持续的腰神经丛阻滞 + 坐骨神经阻滞（骶骨旁入路、臀下部入路） ● 持续的股神经阻滞 + 坐骨神经阻滞（骶骨旁入路、臀下部入路）
人工股骨头置换术 股骨近端骨折的骨接合术（γnail，CHS） 股骨干骨折的骨接合术	● 股神经阻滞 + 股外侧皮神经阻滞 ● 髂筋膜下阻滞
股骨切断术	● 持续的股神经阻滞 + 股外侧皮神经阻滞 + 闭孔神经阻滞 + 持续的坐骨神经阻滞（骶骨旁入路） ● 持续的腰神经丛阻滞 + 坐骨神经阻滞（骶骨旁入路）
人工膝关节置换术	● 持续的股神经阻滞 + 坐骨神经阻滞（腘窝入路） ● 收肌管阻滞 + 坐骨神经阻滞（腘窝入路）
膝关节镜手术 （前交叉韧带重建术、半月板切除术等）	● 股神经阻滞 ● 收肌管阻滞
小腿骨折骨接合术 小腿切断术	● 持续的坐骨神经阻滞（前方入路、腘窝入路） ● 持续的坐骨神经阻滞（前方入路、腘窝入路）+ 收肌管阻滞
踝关节手术	● 坐骨神经阻滞（腘窝入路）
足趾手术	● 坐骨神经阻滞（腘窝入路） ● 踝关节阻滞

注：上表所示为在骨科领域具有代表性的下肢手术方法和末梢神经阻滞的组合示例。对手术视野的神经支配（皮节、骨凿、肌节），有无使用止血带，是否全身麻醉和脊髓蛛网膜下腔麻醉并用等进行综合判断后再选择实施神经阻滞。

4.4 使用的药物

使用0.2%~0.5%罗哌卡因20ml，持续给药时，使用0.1%~0.2%罗哌卡因，按4~6ml/h给药。

4.5 方法

A. 体位的选择、超声设备的位置

嘱患者取仰卧位，要实施阻滞的一侧的下肢呈伸直位。医生站立于行下肢阻滞的一侧。将超声设备放置于患者另一侧（图3-33）。医生的视线与进针方向及超声图像位于一条直线上。

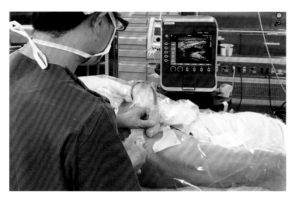

图 3-33 ● 股神经阻滞时超声设备的位置

B. 超声探头的扫查方式

由于股神经位于表浅的位置，因此应使用高频线阵探头。设定超声的深度为 3cm 左右，可根据患者的身体情况再做调整。

> ✍ **要点**
>
> 肥胖患者下腹部和大腿的皮下脂肪将腹股沟覆盖，医生操作探头和进行穿刺时多有不便。这时医生可用手夹住腹股沟，将两端的皮肤用胶布牵引住，这样可使对刺入部位的确认、超声的操作以及穿刺变得更加容易（图 3-34）。

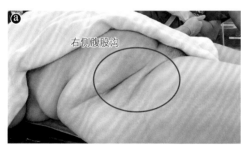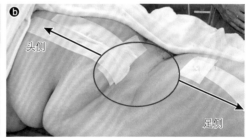

图 3-34 ● 胶布皮肤牵引法

a. 右侧腹股沟（○）被下腹部和大腿的皮下脂肪覆盖；b. 用胶布将下腹部和大腿的皮肤向头侧和足侧牵引，右侧腹股沟（○）变平，便于探头扫查和针尖刺入

C. 预扫查

❶ 定位股动静脉

用探头沿着腹股沟进行扫查（图 3-35）。股动静脉位于皮肤下 1~2cm 的深度，内侧为股静脉，外侧为股动脉（图 3-36a）。探头压迫会引起静脉压瘪（图 3-36b），使用彩色多普勒超声（图 3-36c）可区别动脉和静脉。在腹股沟水平，常可见从动脉分出的股深动脉（图 3-37）。由于在股深动脉分支水平，股神经

又分成数支（图 3-31），因此超声图像边界不清晰。将探头向头侧滑行，直至股深动脉与股动脉的合流处（即股神经未分支的位置，图 3-35）。在此处结构变得简单，一根动脉伴行一根神经，因此能清楚地描记出股神经的轮廓。

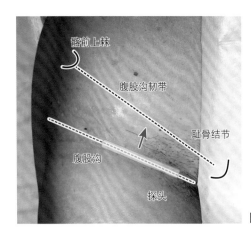

图 3-35 ● 股神经阻滞时探头的扫查方向

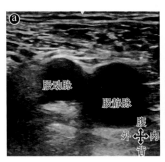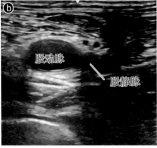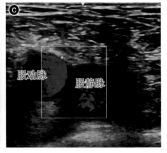

图 3-36 ● 股动静脉（右下肢）的超声图像

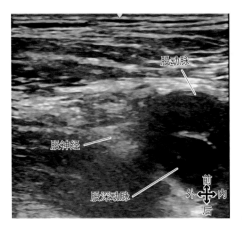

图 3-37 ● 股深动脉分支水平的股神经（右下肢）的超声图像

❷ 定位股神经

股神经位于股动脉外侧。在股筋膜、髂筋膜的下方，髂腰肌的前方，能定位到高回声的股神经（图3-38）。为清楚地描记出股神经，可将探头倾斜后进行微调。

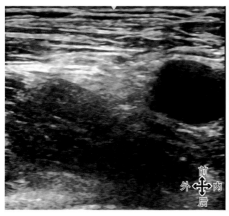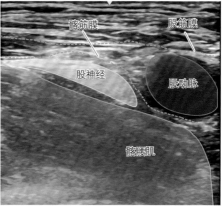

图3-38 ● 股深动脉分支水平的头侧股神经（右下肢）的超声图像

⚠ **陷阱**

穿刺前确认周围的血管

在股神经前面，可发现旋髂浅动脉和旋髂深动脉（图3-39）。这些动脉是股动脉或髂外动脉的分支，沿着腹股沟韧带向外延伸。确认到这样的动脉时，应将探头从头侧向足侧进行扫查，在动脉于图像上消失时的位置进行穿刺。

股神经和易混淆的结构

在股动脉的稍外侧，股筋膜和髂筋膜之间有高回声的结缔组织，很容易与神经组织相混淆（图3-40a）。另外，高龄患者的股动脉因发生钙化，会产生多重反射及声影的伪影（图3-40b）。

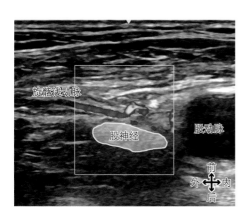

图3-39 ● 旋髂浅动脉（右）的超声图像
确认到从股动脉分支、横跨股神经前面向外侧走行的动脉

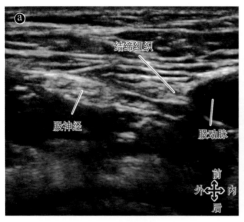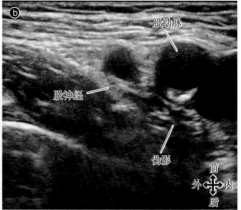

图 3-40 ● 股神经和容易混淆的结构

a. 股筋膜和髂筋膜之间的高回声的结缔组织；b. 动脉硬化引起的伪影

D. 穿刺、药液注入

在超声引导下联合使用神经刺激法，采用平面外法或平面内法进行穿刺。本章将讲解能观察到入针路径的平面内法。

❶ 在探头外侧的穿刺部位进行局部浸润麻醉。

❷ 用平面内法从外侧向内侧进行穿刺（图 3-41a）。穿刺的目标部位是髂筋膜下，股神经外侧。贯通股筋膜、髂筋膜时，能感觉到"噗"的落空感。第 2 次感觉到落空感时表明针头位于髂筋膜下。

❸ 穿刺时使用神经刺激用的阻滞穿刺针。参考针尖的电刺激引起的肌肉收缩以确认位置。神经刺激从 1.0mA 的电流开始。当针穿过髂筋膜时，可观察到股四头肌的收缩。到达股神经附近后，肌肉收缩会引起膝盖上下剧烈活动（髌骨剧烈活动可发生髌骨舞及髌骨撕裂，参照要点及陷阱）。为避免患者紧张，最好事先告知其下肢会活动。若将电流降至 0.5mA 以下还有肌肉收缩的情况，则说明针尖可能插至神经，须将针退出一点调整到合适的位置。

❹ 确认没有血液回流后，注入局部麻醉药 1~2ml。若针尖刺入合适的部位，则药液向神经周围扩散。当注入压较高时，有注入神经的可能，应立即中止注射。若有药液在髂筋膜表面扩散的情况，则应将针尖调整至比髂筋膜浅的位置。

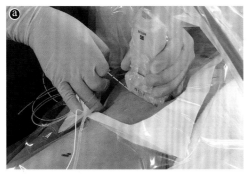

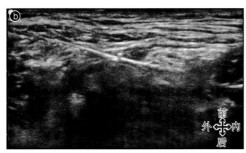
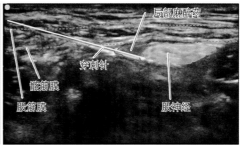

图 3-41 ● 股神经阻滞（右下肢）的超声图像　视频 3-1
a. 超声引导下注射；b. 显示股神经和药液扩散的超声图像

> ⚠ 陷阱
>
> **关于神经刺激引起的肌肉收缩**
>
> 　　用平面内法从股神经的外侧刺入注射针时，即便针尖离股神经还有一定距离，股内侧的肌肉亦会收缩。这是对股神经外侧组织（分支前的缝匠肌）和分支后的缝匠肌的刺激，或是对肌肉的直接刺激引起的缝匠肌的收缩。如果股四头肌没有收缩，则针尖不应朝外而应朝内。

❺ 确认药液在髂筋膜下扩散到股神经周围后，注入剩余的药液（图 3-41b）。在神经周围注射药液后就能达到很好的效果，无须以"甜甜圈征"（神经周围被药液包围）为指标。

E. 持续留置导管

❶ 用穿刺针注入局部麻醉药 5~10ml，形成一个空间后，将导管成功插入 5cm，然后拔掉穿刺针。

❷ 一边在超声图像上确认，一边通过导管注入局部麻醉药（图 3-42）。如

果通过导管注入的药液在股神经周围扩散，则说明导管尖端在正确的位置。如果药液在股动脉下扩散，则需要拔掉导管重新调整尖端的位置。

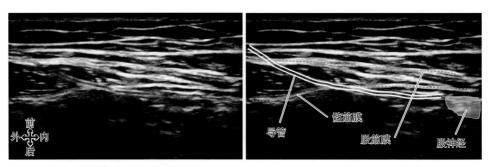

髂筋膜
导管
股筋膜
股神经

图3-42 ● 持续使用导管（右下肢）
股神经和导管的位置（注：原片是左侧股神经阻滞，为了与其他图统一，左右调换了下位置）

✎ **要点**

导管的尖端位于什么位置更合适？

据研究表明，导管尖端留置在股神经的腹侧比在股神经的背侧对感觉神经的阻滞效果更好[1]。但注入的药液在股神经周围扩散后已达到充分的效果，所以无须特别注意。

❸ 将导管插入部位用生物黏合剂固定，这样插入部位不易移位，可避免漏液。

4.6　并发症

A. 摔倒

在术后疼痛剧烈的人工膝关节置换术后，进行股神经阻滞具有很好的镇痛效果，亦能促进术后离床和康复。但同时可使股四头肌的肌张力降低而增加摔倒的风险[2]。离床和康复治疗开始前，对肌张力低下和感觉障碍的程度进行评价是非常重要的。告知患者和医院工作人员肌张力低下的可能性，并提醒他们注意防止摔倒。

B. 神经损伤

神经损伤的发生虽然非常少见[3]，但仍应注意不要将药液注入神经内。

C. 血管穿刺

注意血管穿刺引起的药液误注入血管内和血肿的形成。股神经阻滞是体表神经的阻滞，在《抗血栓疗法中的区域麻醉·神经阻滞的指南》中[4]，被划分为出血性并发症的低风险组。服用阿司匹林的患者可在不停药的情况下进行股神经阻滞，但对服用其他抗血栓药的患者，则应在评估风险和效益的基础上判断是否实施该阻滞。

D. 感染

有报告表明，导管插入后 48 小时，57% 的患者有细菌菌落形成[5]。怀疑感染时，应立即拔掉导管。

E. 局部麻醉药中毒

当同时进行其他的神经阻滞时，须注意局部麻醉药的总量不要超过规定的最大剂量。

参考文献

［1］ Ilfeld BM, et al：Continuous femoral nerve blocks: the impact of catheter tip location relative to the femoral nerve（anterior versus posterior）on quadriceps weakness and cutaneous sensory block. Anesth Analg，115：721-727, 2012

［2］ Ilfeld BM, et al：The association between lower extremity continuous peripheral nerve blocks and patient falls after knee and hip arthroplasty. Anesth Analg，111：1552-1554, 2010

［3］ Neal JM：Ultrasound-guided regional anesthesia and patient safety: An evidence-based analysis. Reg Anesth Pain Med, 35：S59-S67, 2010

［4］ 「抗血栓療法中の区域麻酔·神経ブロックガイドライン」（日本ペインクリニック学会，日本麻酔科学会，日本区域麻酔学会／編），2016（https://anesth.or.jp/files/pdf/guideline_kouketsusen.pdf）

［5］ Cuvillon P, et al：The continuous femoral nerve block catheter for postoperative analgesia: bacterial colonization, infectious rate and adverse effects. Anesth Analg，93：1045-1049, 2001

5 收肌管阻滞

杉浦健之　草间宣好　太田晴子

5.1 解剖

收肌管是由前方外侧的股内侧肌，后方的长收肌和大收肌，内侧的股内收筋膜围成的管状结构。股动静脉和股神经的分支隐神经走行于此（图 3-43a）。收肌管从缝匠肌的内侧缘和长收肌的内侧缘的交点（图 3-43b~d）开始，到长收肌裂孔结束（图 3-43d）。股动静脉在收肌管的远端向深部走行，穿过长收肌裂孔变为腘动静脉。

隐神经在收肌管的远端远离股动静脉，贯穿股内收筋膜后从收肌管穿出。接着隐神经在缝匠肌和股薄肌之间从皮下进入，向腘窝前面内侧下部的皮肤和关节囊分支出感觉支（髌下支）后，分布于小腿内侧及足内侧的皮肤。股神经的股内收筋膜分支从股内侧肌发出后，在膝盖前面内侧上部分出关节支。以上内容均指股内收筋膜分支在收肌管内走行的情况，也有报道指出其在别的肌管内[1]（图 3-43c）。

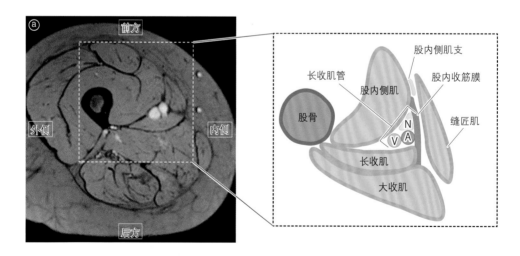

图 3-43 ● 长收肌管的解剖

a. 右侧大腿的 CT 图像和▨▨内的模式图（A—股动脉；V—股静脉；N—隐神经）；b. 右侧大腿前面的浅层肌群；c. 从 b 中除去缝匠肌；d. 从 c 中除去股内侧肌；➡ 示缝匠肌的内侧缘和长收肌的内侧缘的交点

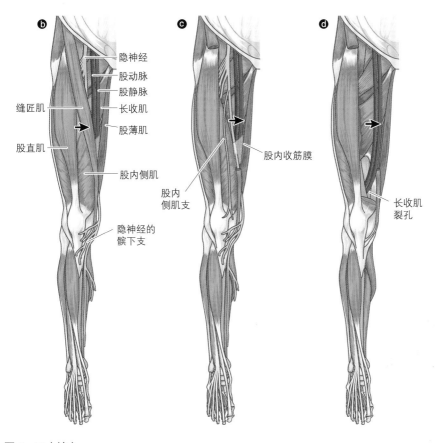

图 3-43（续）

5.2 神经支配

　　隐神经是不含运动神经的纯感觉神经，支配膝盖、小腿、足部的前内侧感觉
（图 3-44 ）。

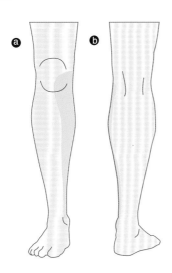

图 3-44 ● 隐神经的神经支配（皮节）
a. 小腿前面；b. 小腿后面

5.3　适用的手术

在进行膝关节和小腿手术时，股神经阻滞与坐骨神经阻滞并用的方法被广泛应用于术后镇痛，并取得了良好的效果。该法存在由股四头肌肌力下降引起摔倒的风险，可进行能保留股四头肌等容收缩力的收肌管阻滞[2]。收肌管阻滞和股神经阻滞能起到相同的镇痛效果，但对于膝关节外侧的镇痛作用而言，据报道称，收肌管阻滞的镇痛效果较股神经阻滞的镇痛效果差。

5.4　使用的药物

使用 0.2%~0.5% 罗哌卡因 10~15ml。

5.5　方法

A. 合适的体位和超声设备的放置

嘱患者取仰卧位，实施阻滞的下肢外展、外旋。医生在阻滞侧站立。将超声设备放置于患者另一侧。医生视线和进针方向及超声设备应处于一条直线上（图3-45a）。

B. 超声探头的准备

使用高频线阵探头。将超声视野的深度设定为 3~4cm，并根据患者具体的身体情况调整。

C. 预扫查

❶ 定位股动脉

大腿中央（髂前上棘和髌骨上缘的中央）为穿刺平面（图 3-45b）[4]。在这个高度下将超声探头放置于股内侧，在股骨长轴的垂直方向进行扫查，描记出缝匠肌下层走行的股动脉（图 3-45c）。如果未观察到股动脉，原因可能是探头朝向外侧过多。在腹股沟附近描记出股动脉，一边扫查，一边将探头移动至大腿中央。

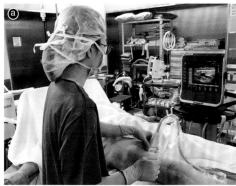
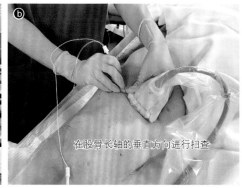

在股骨长轴的垂直方向进行扫查

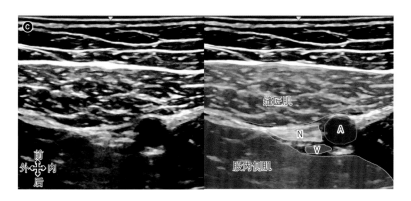

缝匠肌

N A V

股内侧肌

前 外 内 后

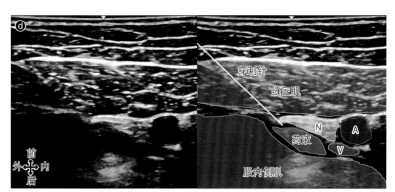

穿刺针
缝匠肌
药液
N A
V
股内侧肌

前 外 内 后

图 3-45 ● 收肌管阻滞

a. 超声设备的放置；b. 阻滞针的穿刺；c. 预扫查；d. 药液注入时；A—股动脉；V—股静脉；N—隐神经

❷ 确认位于股动脉深处的股静脉。由于压迫后静脉内腔容易压瘪，据此特征使用彩色多普勒超声能区分出股动脉和股静脉。

❸ 在股动脉的外侧能定位到高回声的隐神经，但也存在隐神经无法被观察到的情况。

D. 穿刺、药液注入

一般不进行神经刺激，只在超声引导下进行穿刺。即使在难以辨识隐神经的情况下，如果在缝匠肌下的股动脉的周围注入局部麻醉药，也能取得非常好的疗效。

❶ 对探头外侧的穿刺部位进行局部麻醉。

❷ 用平面内法从外侧向内侧进行穿刺。

❸ 将针尖推进隐神经的下面，注入药液（图3-45d）。注入药液后，能清楚地描记出高回声的隐神经。

 要点

> 导管留置于体内进行持续阻滞，在药液形成的液性剥离空间内进针1~3cm。

5.6 并发症

注意不要误注入神经内和血管内。

 要点

> 收肌管的近端位于大腿中部的远端，在大腿中部不存在收肌管[5]。因此在大腿中部进行的阻滞确切地说并不是收肌管阻滞。通过比较腹股沟附近的阻滞（股神经阻滞）、大腿中央水平的阻滞和收肌管远端的阻滞发现，越在中枢侧进行阻滞，被阻滞的神经分支越多，股四头肌肌张力低下的问题越严重（表3-4）。在进行收肌管远端的阻滞时，由于股内侧肌支未被阻滞，因此膝关节术后的镇痛效果可能不充分。[6] 为了同时阻滞隐神经和股内侧肌支，并且避免股内侧肌支以外的其他肌支的阻滞，在收肌管的入口处进行穿刺较为理想。收肌管的近端位于缝匠肌内侧缘和长收肌内侧缘的交点（图3-43b~d，→），可以通过超声图像进行确认（图3-46）。

表3-4●被阻滞的股神经的主要分支

被阻断的神经	股神经阻滞	大腿中央水平的阻滞	收肌管远端的阻滞
前皮支	○	×	×
隐神经	○	○	○
股内侧肌支	○	○	×
股外侧肌支	○	×	×
股中间肌支	○	×	×
股直肌支	○	×	×

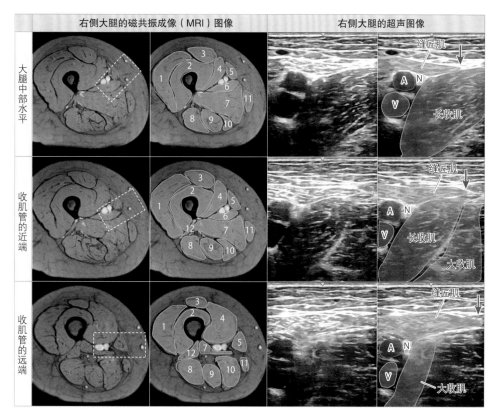

图 3–46 ● 右侧大腿各部位的 MRI 图像和超声图像

▨ 示超声图像范围；➡ 示缝匠肌的内侧；1—示股外侧肌；2—示股中间肌；3—示股直肌；4—示股内侧肌；5—示缝匠肌；6—示长收肌；7—示大收肌；8—示股二头肌长头；9—示半腱肌；10—示半腱肌膜；11—示股薄肌；12—示股二头肌短头；A—股动脉；V—股静脉；N—隐神经

参考文献

［1］ Bendtsen TF, et al：The Optimal Analgesic Block for Total Knee Arthroplasty. Reg Anesth Pain Med, 41：711-719, 2016

［2］ Jaeger P, et al：Adductor canal block versus femoral nerve block and quadriceps strength: a randomized, double-blind, placebo-controlled, crossover study in healthy volunteers. Anesthesiology, 118：409-415, 2013

［3］ Tan Z, et al：A comparison of adductor canal block and femoral nerve block after total-knee arthroplasty regarding analgesic effect, effectiveness of early rehabilitation, and lateral knee pain relief in the early stage. Medicine（Baltimore）, 97：e13391, 2018

［4］ Jenstrup MT, et al：Effects of adductor-canal-blockade on pain and ambulation after total knee arthroplasty: a randomized study. Acta Anaesthesiol Scand，56：357-364, 2012

［5］ Wong WY, et al：Defining the Location of the Adductor Canal Using Ultrasound. Reg Anesth Pain Med, 42：241-245, 2017

［6］ Johnston DF, et al：Spread of dye injectate in the distal femoral triangle versus the distal adductor canal: a cadaveric study. Reg Anesth Pain Med, 44：39-45, 2019

6 股外侧皮神经阻滞

杉浦健之　草间宣好　太田晴子

6.1 解剖

　　股外侧皮神经是腰丛神经的分支之一，来自 L2、L3 的前支。图 3-47 所示为股外侧皮神经的走行路线。腰大肌外侧的股外侧皮神经从髂前上棘向髂肌的前面走行，在髂前上棘内侧 1~2cm，通过腹股沟韧带后方进入大腿。通过大腿缝匠肌的前面后，在缝匠肌和股筋膜髂肌间走行。最后贯穿阔筋膜分布于股外侧皮肤。

　　股外侧皮神经的走行路线在解剖学上存在多样性，常见的是通过髂前上棘外侧的髂嵴，或腹股沟韧带的前方[1-2]。

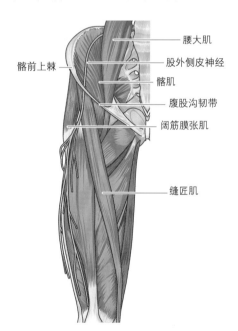

图 3-47 ● 股外侧皮神经的走行路线

- 腰大肌
- 股外侧皮神经
- 髂肌
- 腹股沟韧带
- 阔筋膜张肌
- 髂前上棘
- 缝匠肌

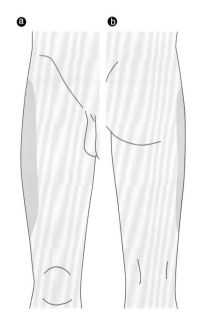

图 3-48 ● 股外侧神经的神经支配（皮节）
图中所示为股外侧神经支配的右侧大腿皮肤的区域。
a. 大腿前面；b. 大腿后面

6.2 神经支配

　　股外侧皮神经是不含运动神经的纯感觉神经，支配大腿外侧的皮肤感觉（图 3-48）。

6.3　适用的手术

股外侧皮神经阻滞适用于髋关节和股骨的手术等需要暴露大腿外侧的手术。单独进行股外侧皮神经阻滞的情况比较少见，与股神经阻滞等其他区域的麻醉并用的情况较多。在疼痛治疗领域，也可用于治疗股外侧皮神经病（meralgia paresthetica）。

6.4　使用的药物

注射 0.2%~0.5% 罗哌卡因 5~10ml。

6.5　方法

A. 合适的体位和超声设备的放置

嘱患者取仰卧位，下肢伸展。医生站立于阻滞侧（图 3-49a）。将超声设备放置于患者的另一侧。

B. 超声探头的准备

使用高频线阵探头。将超声视野的深度设定为 2~3cm，并根据患者具体的身体情况进行调整。

C. 预扫查

❶ 与股神经阻滞相同，探头在腹股沟平行扫查。描记出股动静脉、股神经、髂腰肌。

❷ 沿着腹股沟向外侧方向滑动探头，描记出从髂前上棘起始的缝匠肌（图 3-49b）。虽然有时候能定位到在缝匠肌前面走行的高回声的股外侧皮神经，但绝大多数情况下难以定位。

❸ 然后将探头向外侧滑动，在缝匠肌的外侧描记出阔筋膜张肌。将探头向足侧滑动，在缝匠肌和阔筋膜张肌之间的低回声脂肪组织中，描记出高回声股外侧皮神经（图 3-49c）。如果能定位到股外侧皮神经，将探头向头侧滑动，尽量向中枢侧追踪神经。

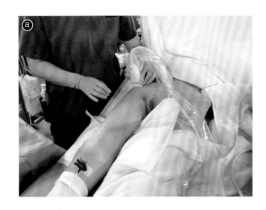

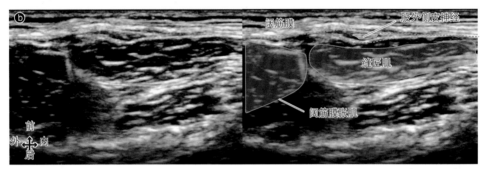

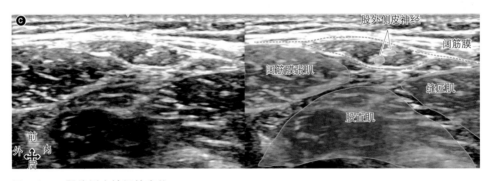

图 3-49 ● 股外侧皮神经的定位

a.股外肌皮神经阻滞（右下肢）的准备；b.股外肌皮神经（缝匠肌前面）；c.股外侧皮神经（缝匠肌和阔筋膜张肌间）

D. 穿刺、药液注入

在仅有超声引导的情况下进行穿刺和药液注入。当并用神经刺激法时，因为不含运动神经，故可将感觉异常（paresthesia，如麻痹）作为判断依据。

❶ 在探头外侧的穿刺部位进行局部浸润麻醉。

❷ 用平面内法从大腿外侧向内侧穿刺（图 3-50a）。由于神经位于表浅的部位，因此应以与探头和皮肤的接触面几乎平行的角度进针。

❸ 在神经走行的空隙内注入 5~10ml 局部麻醉药（图 3-50b）。

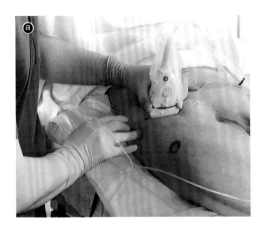

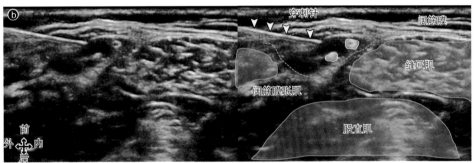

图 3-50 ● 股外侧皮神经阻滞
a. 穿刺；b. 注入局部麻醉药

✎ 要点

在缝匠肌前面，股外侧皮神经穿过由筋膜围成的管状通道（图 3-49b）[2]。另外，在缝匠肌和阔筋膜张肌之间，穿过由筋膜围成的管状通道[3-4]（图 3-49c、3-50b）。在这些隔室内注入局部麻醉药是成功阻滞的关键。

✎ 要点

关于留置用于持续阻滞的导管
一般不留置用于持续阻滞的导管。

6.6 并发症

注意不要误注入神经内或血管内。

参考文献

［1］ den Brave PS, et al：Anatomical Variations of the Lateral Femoral Cutaneous Nerve and Iatrogenic Injury After Autologous Bone Grafting From the Iliac Crest. J Orthop Trauma, 29：549-553, 2015

［2］ Hanna A：The lateral femoral cutaneous nerve canal. J Neurosurg, 126：972-978, 2017

［3］ Nielsen TD, et al：The Lateral Femoral Cutaneous Nerve: Description of the Sensory Territory and a Novel Ultrasound-Guided Nerve Block Technique. Reg Anesth Pain Med, 43：357-366, 2018

［4］ Zhu J, et al：Ultrasound of the lateral femoral cutaneous nerve in asymptomatic adults. BMC Musculoskelet Disord，13：227, 2012

7 髂筋膜下阻滞

杉浦健之　草间宣好　太田晴子

7.1　解剖

　　股神经和股外侧皮神经出现于腰大肌外侧，并走行于髂肌上面（图3-51）。从腹股沟韧带的下面通过的股神经和股外侧皮神经分别在大腿前面和大腿外侧走行。股神经和股外侧皮神经被髂肌和髂筋膜覆盖。

　　进行髂筋膜下阻滞时，在股神经阻滞部位外侧的髂筋膜下的隔室里注入局部麻醉药，能同时阻滞股神经和股外侧皮神经。

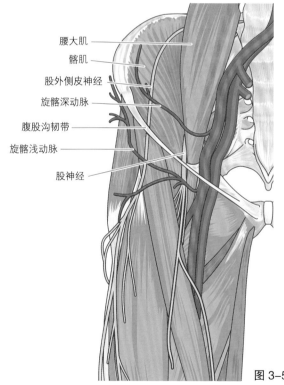

腰大肌
髂肌
股外侧皮神经
旋髂深动脉
腹股沟韧带
旋髂浅动脉
股神经

图3-51 ● 股神经、股外侧皮神经的解剖

7.2　神经支配

　　参考股神经阻滞和股外皮侧神经阻滞的部分。

髂筋膜下阻滞适用于髋关节手术和股骨手术，也可用于股骨颈骨折、股骨转子间骨折的镇痛治疗[1]。与坐骨神经阻滞（骶骨旁入路）和闭孔神经阻滞并用能使下肢获得镇痛效果。

在隔室内进行阻滞时，需要注入 0.2%~0.5% 的罗哌卡因 30ml 和较多的局部麻醉药。

A. 合适的体位和超声设备的放置

嘱患者取仰卧位，下肢伸展。医生站立于阻滞侧。将超声设备放置于患者的另一侧（图 3–52a）。医生视线和超声设备应处于一条直线上。

B. 超声探头的准备

使用高频线阵探头。将超声视野的深度设定为 3~4cm，并根据患者具体的身体情况进行调整。

C. 预扫查

❶ 探头在腹股沟平行扫查。定位股动脉、股神经、髂筋膜、阔筋膜［参考图 3–52b 和 "股神经阻滞" 的部分］。

❷ 一边确认髂筋膜，一边将探头向外侧滑动，直到能显示出缝匠肌为止（图 3–52c）。

D. 穿刺、药液注入

药液注入的部位位于腹股沟韧带的足侧，髂筋膜的下层。在股神经外侧进行穿刺，可以避免股神经的机械损伤及神经内注入的风险。

❶ 在探头外侧的穿刺部位进行局部浸润麻醉。

❷ 用平面内法从外侧向内侧进行穿刺。

❸ 将穿刺针推进髂筋膜下，贯穿阔筋膜和髂筋膜时的 2 次落空感可作为针尖到达髂筋膜下的参考依据。

❹ 当针尖到达髂筋膜下后，注入少量局部麻醉药。如果确认局部麻醉药扩散到髂筋膜和髂腰肌之间，则将剩余的局部麻醉药全部注入（图3-52d）。超声能确认药液向髂筋膜下的外侧和内侧扩散。

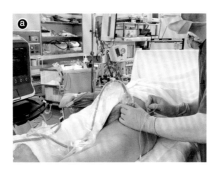

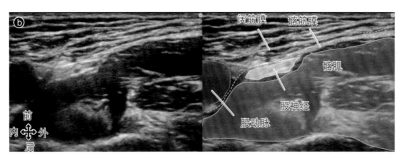

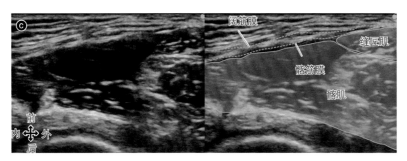

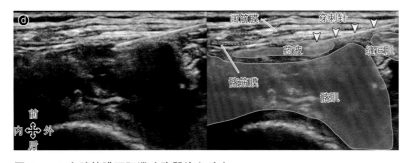

图 3-52 ● 左髂筋膜下阻滞（腹股沟入路）
a. 超声设备的放置和穿刺的状态；b. 腹股沟附近；c. 向外侧滑动时；d. 药液注入时

如果局部麻醉药扩散到髂筋膜上或者髂腰肌中，应立即停止注入药液，将针尖调整到合适的位置再进行注射。

✎ 要点

一般不进行髂筋膜下的持续导管留置。

7.6　并发症

A. 局部麻醉药中毒

由于局部麻醉药的用量多达 30ml，在与其他阻滞并用时应注意局部麻醉药的总给药量。

B. 血管穿刺

由于穿刺部位的周围是从股动脉分支出的旋髂深动脉、旋髂浅动脉，因此应事前用彩色多普勒超声进行周围血管的确认，然后再决定针的进入路径。

C. 下肢肌张力低下

由于股神经阻滞可能引起股四头肌肌张力低下，故应注意防止摔倒。

✎ 要点

腹股沟上入路

　　此入路可代替前文提到的腹股沟入路[2]。注入药液时，与比腹股沟入路相比，腹股沟上入路更靠近中枢侧，因此更有可能成功阻滞股神经和股外侧皮神经。腹股沟上入路的方法如下。

❶ 使用高频线阵探头。将超声视野的深度设定为 3~4cm，并根据患者具体的身体情况进行调整。

❷ 在髂骨前上的内侧，以与体轴平行的角度做预扫查（图 3-53a）。

❸ 描记出头侧的腹内斜肌和足侧的缝匠肌的连接处［蝴蝶结征（bow-tie sign），图 3-53b］。在腹内斜肌和缝匠肌的下层，存在被髂筋膜覆盖的髂肌。

❹ 用彩色多普勒超声定位在头侧的髂筋膜上走行的旋髂深动脉（图 3-53c）。

❺ 用平面内法从腹股沟韧带足侧 1cm 处向头侧进行穿刺。当针尖到达髂筋膜下后，注入少量局部麻醉药。如果确认局部麻醉药在髂筋膜和髂肌之间扩散，旋髂深动脉被抬高，则可以注入剩余的局部麻醉药（图 3-53d）。

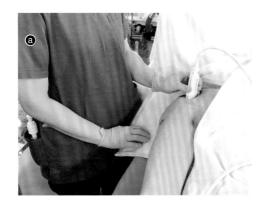

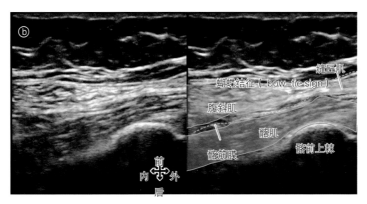

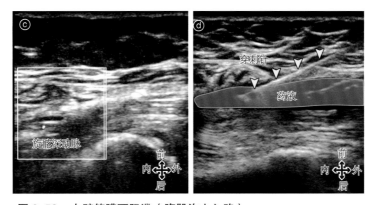

图 3-53 ● 右髂筋膜下阻滞（腹股沟上入路）

c 中□所示是彩色多普勒超声的范围。a. 探头的扫查方式；b. 预扫查；
c. 旋髂深动脉（彩色多普勒超声）；d. 药液注入时

参考文献

［1］ Steenberg J & Møller AM：Systematic review of the effects of fascia iliaca compartment block on hip fracture patients before operation. Br J Anaesth，120：1368-1380, 2018

［2］ Desmet M, et al：A Longitudinal Supra-Inguinal Fascia Iliaca Compartment Block Reduces Morphine Consumption After Total Hip Arthroplasty. Reg Anesth Pain Med, 42：327-333, 2017

8 坐骨神经阻滞

杉浦健之　草间宣好　太田晴子

8.1 解剖

坐骨神经是骶丛神经的终末支之一，也是人体最粗、最长的神经，由 L4~L5、S1~S3 的前支形成，从骶丛神经分支到骨盆外后，经臀部到大腿后面，直到足部结束。进行坐骨神经阻滞时，沿着这条长距离的走行路径有多种入路方法。其代表方法有骶骨旁入路、臀下入路、前方入路、腘窝入路 4 种（图 3-54）。在此，除了各个入路，对解剖结构也做出简要说明。

首先，在骶骨旁，坐骨神经穿过由骶骨和髋骨围成的坐骨大孔，沿着梨状肌的腹侧走行至骨盆外（图 3-55）。之后，坐骨神经在臀大肌腹侧走行，在臀下部的坐骨结节和股骨大转子之间，通过臀大肌的腹侧和股方肌的背侧（图 3-55）。

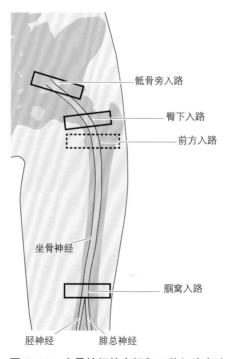

骶骨旁入路

臀下入路

前方入路

坐骨神经

腘窝入路

胫神经　　腓总神经

图 3-54 ● 坐骨神经的走行和 4 种入路方法

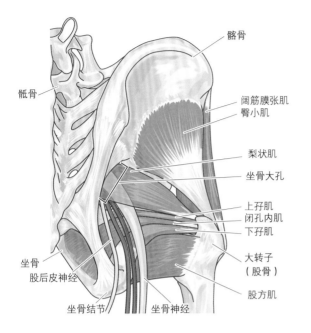

图 3-55 ● 骶骨旁到臀下坐骨神经的走行

图中省略了臀大肌和臀中肌

髂骨

阔筋膜张肌
臀小肌

梨状肌

坐骨大孔

上孖肌
闭孔内肌
下孖肌

大转子
（股骨）

股方肌

坐骨神经

骶骨

坐骨

股后皮神经

坐骨结节

前
内 ✛ 外
后

从臀部进入大腿的坐骨神经通过股骨、大收肌的背侧，在大腿后面的中央下行。在臀部到大腿，通常后方入路较为容易。但在股骨小转子水平，由于髋关节外旋，坐骨神经向股骨内侧移动，因此即使从前方也能顺利到达坐骨神经而不被股骨遮挡（前方入路）。在这个部位，坐骨神经在股骨内侧和包括大收肌在内的内收肌群的背外侧走行（图 3-56）。在大腿大收肌的背侧，股二头肌长头和半膜肌、半腱肌的腹侧走行的坐骨神经，在腘窝的头侧分支为胫神经和腓总神经（图 3-57，腘窝入路）。在被股二头肌长头和半膜肌内侧包围的腘窝中，胫神经和腓总神经与腘动静脉伴行。

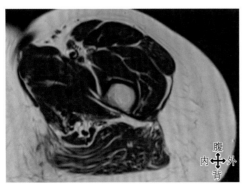

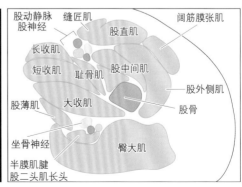

股动静脉
股神经

缝匠肌

股直肌

阔筋膜张肌

长收肌

短收肌

耻骨肌

股中间肌

股外侧肌

股薄肌

大收肌

股骨

坐骨神经

臀大肌

半膜肌腱
股二头肌长头

腹
内 ✛ 外
背

图 3-56 ● 股骨近端的股骨小转子水平的 MRI 冠状面图

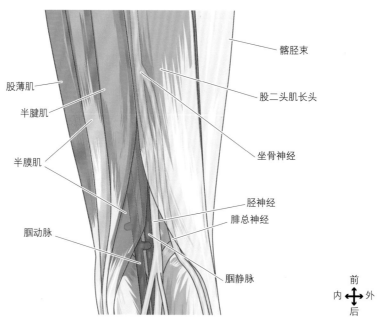

图 3-57 ● 腘窝的坐骨神经、胫神经、腓总神经的走行

8.2 神经支配

坐骨神经（胫神经、腓总神经）是支配隐神经区域（小腿至足内侧）以外膝下的皮肤感觉的神经（图 3-58a）。从骶丛神经分支出的股后皮神经支配从大腿后侧到膝后侧的皮肤感觉。因为股后皮神经与坐骨神经从坐骨大孔到臀部并行于

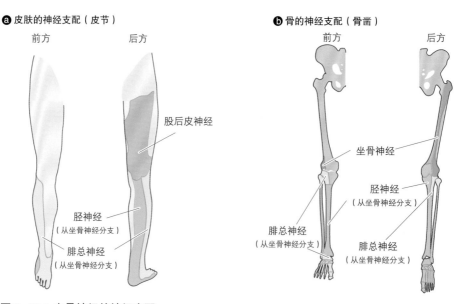

图 3-58 ● 坐骨神经的神经支配

坐骨神经内侧（图 3–55），所以从近端入路阻滞坐骨神经时，股后皮神经也能同时被阻滞。

坐骨神经的关节支和股神经及闭孔神经一起支配髋关节和膝关节的感觉，与隐神经一起支配踝关节的感觉（图 3–58b）。坐骨神经的肌支支配闭孔内肌、上下孖肌、股方肌的髋关节的肌肉，股屈肌的半腱肌、半膜肌、股二头肌长头、大收肌以及小腿和足的全部肌肉。

8.3　适用的手术

坐骨神经阻滞可用于部分小腿和足部的手术，而与股神经阻滞和腰神经丛阻滞并用可用于更广泛的下肢手术（参考表 3–3）。坐骨神经阻滞有几条入路，可根据手术部位和体位变换的需要进行选择。当插入持续的导管时，不应对手术视野的暴露以及止血带造成干扰，也是选择入路的一个决定因素。

8.4　使用的药物

单次阻滞时注射 0.2%~0.5% 的罗哌卡因 10~20ml。持续阻滞时注射 0.1%~0.2% 的罗哌卡因 4~10ml/h。

8.5　方法

下面介绍坐骨神经阻滞的 4 种代表性方法。在此讲解的是超声引导法和神经刺激法并用的方法（双导向，dual guidance）。

A. 骶骨旁入路

● 合适的体位和超声设备的放置

嘱患者取侧卧位或俯卧位，将超声设备放置于医生的正对面，患者位于超声设备和医生中间（图 3–59）。

● 超声探头的选择

由于坐骨神经位于骶骨旁的深层放置，故应使用低频凸阵探头。

● 预扫查

❶ 用骶骨旁入路描记出髂骨（图 3–60）。

在骶骨的外侧以与脊柱垂直的方向用探头进行扫查，在伴随回声阴影的

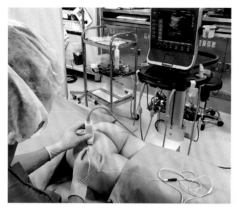

图 3-59 ● 患者的体位和超声设备放置

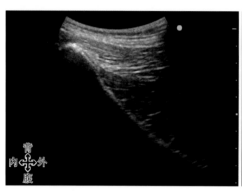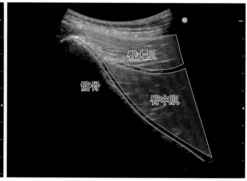

图 3-60 ● 髂骨水平（骶骨旁入路）

线状高回声图像中，髂骨的外侧呈屋顶瓦片状。

❷ 描记出坐骨大孔。

向足侧移动探头时，在伴随回声阴影的线状高回声图像中，髂骨靠近骶骨的部分突然断裂，可观察到像穿孔一样的深部组织（图 3-61a），这就是坐骨大孔。

❸ 定位坐骨神经。

一边描记坐骨大孔，一边微调探头位置。在浅层可观察到臀大肌、梨状肌的肌层，梨状肌的深层腹侧能观察到高回声的坐骨神经（▶所示的部分）（图 3-61a）。一般在梨状肌的周围观察到的是低回声图像。由于坐

⚠ **陷阱**

骶骨旁入路需要注意坐骨神经周围的动脉！

臀下动脉通过坐骨大孔的梨状肌腹侧进入骨盆，通常平行于坐骨神经的内侧，穿刺前用彩色多普勒超声对神经和血管的位置关系进行确认非常重要（图 3-61b）。

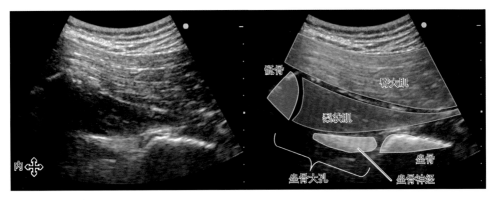

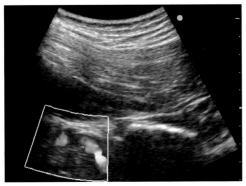

图 3-61 ● 坐骨大孔水平（骶骨旁入路）

✎ **要点**

梨状肌的探查方式

由于梨状肌位于深层组织，因此难以进行超声扫查。梨状肌始于骶骨前面，止于股骨大转子处，在骶骨外侧缘（髂后上棘和尾骨连线的中点）和股骨大转子的连线上进行扫查，可较容易地描记出梨状肌（图 3-62a）。另外，由于梨状肌与髋关节的外展、外旋相关，故当不容易识别时，可将髋关节向内外侧旋转，这样向左右滑动的梨状肌便可与臀大肌区分开来。

骨神经的周围多存在臀下动脉，因此需要先用彩色多普勒超声进行确认（图 3-61b）。

● **穿刺、注入**

由于是深部阻滞，进针角度较大，因此很难描记出穿刺针的全体图像。在超声图像上一边观察组织的活动，一边确认针尖的位置，谨慎地向前进针。也可超声图像与神经刺激并用，以确认针尖的位置。

❶ 对穿刺部位（探头的外侧）的皮肤和皮下进行局部浸润麻醉。

❷ 用平面内法从超声探头的外侧进行穿刺（图 3-62a）。

使用神经刺激用的穿刺针（长 100mm 左右）。在超声图像上一边确认针尖，一边将针推进梨状肌，与神经刺激并用。针尖在表浅的位置时臀大肌收缩，当到达坐骨神经附近时，用 0.5~1mA 的电流确认下肢的运动。在 0.2mA 以下的电流刺激下，当观察到下肢的运动时，表明针尖很可能进入了神经，需对针尖位置进行调整。

❸ 分次注射局部麻醉药，确认药液扩散到梨状肌下面的坐骨神经周围（▶所示的部分）（图 3-62b、3-62c）。

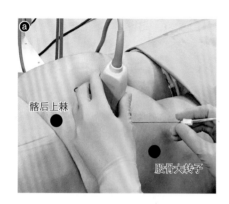

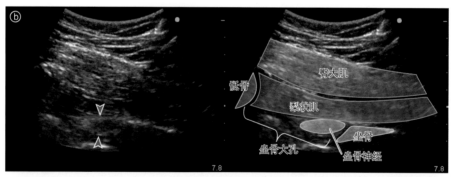

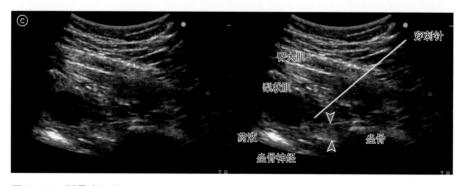

图 3-62 ● 骶骨旁入路
a. 平面内法；b. 穿刺前；c. 穿刺、注入

在难以定位坐骨神经时，如果在梨状肌下面给药，药液便会浸润坐骨神经，但由于梨状肌和坐骨神经的走行方向存在个体差异，因此推荐采用超声图像和神经刺激并用的方式。

B. 臀下入路

● 合适的体位和超声设备的放置

嘱患者取侧卧位或俯卧位，将超声设备放置于医生的正对面，患者在超声设备和医生中间（图3-63）。

● 超声探头的选择

使用低频凸阵探头。

● 预扫查

❶ 描记出股骨大转子和坐骨结节。

沿着臀下部的皱褶（或者大转子和坐骨结节的连线，图3-64a）用探头进行扫查，可描记出2种凸状高回声结构（股骨大转子和坐骨结节，图3-64b）。

❷ 定位坐骨神经。

在股骨大转子和坐骨结节之间，于臀大肌的腹侧能定位到高回声的坐骨神经（►所示的部分，图3-64b）。坐骨神经在臀大肌腹侧的筋膜下走行，在臀大肌的腹侧能观察到股方肌。

● **穿刺、药液注入**

对于肥胖的患者，由于其神经位于深部，进针角度较大，因此很难描记出穿刺针的图像。

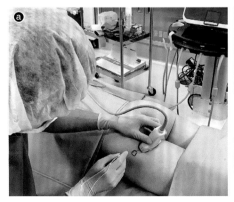
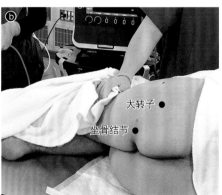

图3-63 ● 臀下入路的体位和超声设备的放置
a. 俯卧位；b. 侧卧位

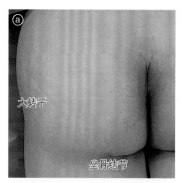

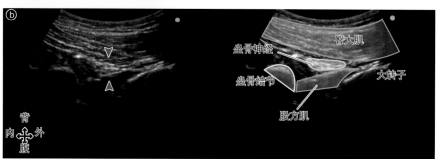

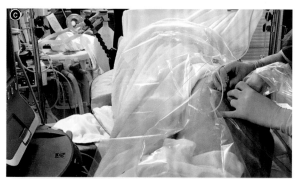

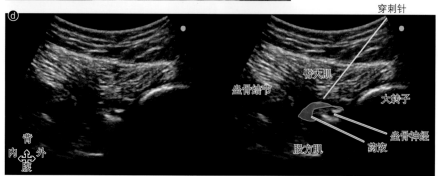

图 3-64 ● 臀下部水平

a. 体表标志；b. 在大转子和坐骨结节的中央可观察到高回声的坐骨神经；c. 侧卧位穿刺；d. 用平面内法从外侧进行穿刺，注入药液。在臀大肌筋膜下的坐骨神经周围可观察到低回声药液的扩散。

> ✎ 要点
>
> **臀下部坐骨神经的探查方式**
>
> 　　当难以定位坐骨神经时，首先在大转子上用探头进行扫查，将探头向坐骨结节的方向移动，就能在大转子和坐骨结节间找到高回声的坐骨神经。当不易辨认坐骨神经时，也可以辨认从坐骨结节开始的股二头肌长头腱，在它的外侧能观察到高回声的坐骨神经。当看不清坐骨神经时，可稍微倾斜探头，使超声波束向头侧发射。

❶ 用平面内法从超声探头的外侧进行穿刺（图3-64c）。

❷ 使用神经刺激用的阻滞穿刺针（长70~100mm）。与神经刺激并用，在超声图像上一边确认针尖，一边将针推进臀大肌的筋膜。

❸ 分次注射局部麻醉药，确认低回声的药液扩散到臀大肌筋膜下的坐骨神经周围（图3-64d）。

C. 前方入路

● 合适的体位和超声设备的放置

　　嘱患者取仰卧位，膝轻度屈曲，髋关节外展、外旋。在伸展位时坐骨神经位于股骨的背侧，在此体位下坐骨神经与股骨重叠的部分较少，可以采用前方入路。膝盖和髋关节的活动区域受限的患者难以调节肢体位置，故无法选择此体位。但对很难变换体位和抬起小腿的外伤患者来说，此体位可作为合适的备选体位。将超声设备放置于医生的正对面，患者在超声设备和医生中间（图3-65）。

● 超声探头的选择

使用低频凸阵探头。

● 预扫查

在距离腹股沟5~10cm的远端（股骨小转子水平），将探头垂直于股骨进行

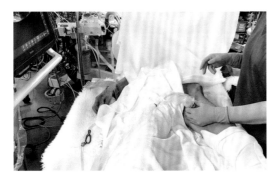

图3-65 ● 前方入路的体位和超声设备的放置

扫查，可描记出高回声的股骨（图 3-66a）。坐骨神经（➤）表现为股骨内侧、内收肌（长收肌、短收肌、大收肌）的背侧、臀大肌腹侧的高回声影像。由于股动脉和股深脉在大腿前面走行，因此一定要用彩色多普勒超声进行确认。还须确认股神经的位置（参考"陷阱"）。

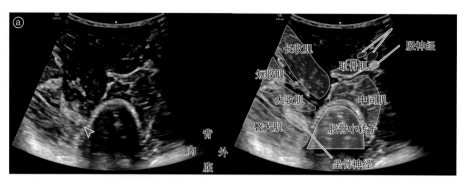

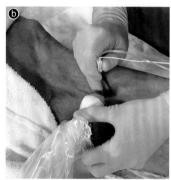

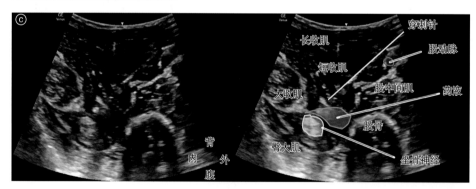

图 3-66 ● 股骨小转子水平（前方入路）

⚠️ **陷阱**

前方入路须特别注意穿刺部位周围的股动脉和股神经！

在大腿前面有股动静脉、股深动脉、股神经。由于前方入路离穿刺部位很近，为避免误穿刺，可将探头稍向内侧移动。应事先用彩色多普勒超声确认针刺入的路径上有无血管。

> ✏️ **要点**
>
> **股骨小转子水平的坐骨神经的探查方式**
>
> 　　采取前方入路时，坐骨神经在非常深的位置，因此很难进行超声扫查。在无法定位坐骨神经的情况下，先将探头放置于腹股沟上进行扫查，描记出股动静脉内侧的长收肌、短收肌、大收肌，再将探头平行移动至足侧，能观察到在股骨内侧和大收肌背侧走行的坐骨神经。

● 穿刺、药液注入

为避免股动静脉、神经的损伤，应将探头尽量向内侧移动，注意穿刺部位。由于是深部阻滞，针的刺入角度较大，因此很难描记出针的图像。

❶ 对穿刺部位（探头的外侧）的皮肤和皮下进行局部浸润麻醉。

❷ 用平面内法从超声探头的外侧进行穿刺（图 3-66b）。

　　使用神经刺激用的阻滞穿刺针（长 100mm 左右）。与神经刺激并用，在超声图像上一边确认针头（图 3-66c），一边进针。

❸ 分次注射局部麻醉药，确认低回声的药液扩散到高回声的坐骨神经周围（图 3-66c）。

D. 腘窝入路

● 合适的体位和超声设备的放置

采用仰卧位、俯卧位、侧卧位、半侧卧位都可以实施阻滞操作。在仰卧位时，将阻滞侧的下肢上抬，在小腿下垫一个枕头，确保腘窝下方有可操作的空间（图 3-67a）。将超声设备放置于医生的正对面，患者在超声设备和医生中间。

● 超声探头的选择

　选择高频线阵探头。将超声视野的深度设定为 4~5cm，并根据患者具体的身体情况进行调整。

● 预扫查

下面介绍仰卧位的扫查方式。

在仰卧位进行操作时，由于将探头放置于抬起的下肢的正下方以进行扫查（图 3-67b），因此超声图像是倒置的（图 3-68）。笔者是按照倒置的图像进行操作的，也可以改变超声设备的设置，将图像进行反转，这样更容易理解。

❶ 描记出腘动静脉。

在腘窝的下方，沿着腘窝的皱褶放置探头，描记腘动静脉（图 3-68a）。

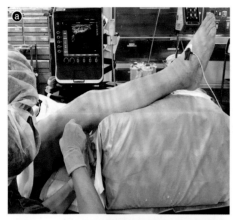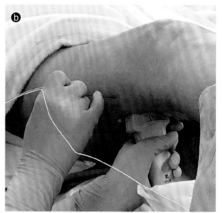

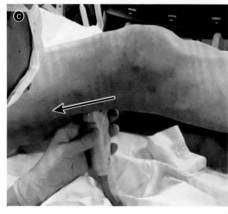

图 3-67 ● 腘窝入路

a. 仰卧位和超声设备的放置；b. 超声探头的扫查方式；c. 定位坐骨神经分支

❷ 定位胫神经、腓总神经。

在腘动静脉外侧浅层能观察到胫神经。在胫神经外侧稍远的位置可观察到腓总神经（图 3-68a）。

❸ 定位坐骨神经分支。

将探头从腘窝平行移动至头侧（图 3-67c，→），胫神经和腓总神经渐渐靠近，最后汇合成一根坐骨神经，在此可以确认到坐骨神经的分支处（图 3-68a~c）。在分支稍靠头侧，胫神经和腓总神经汇合的部位就是穿刺的位置（图 3-68c）。也可以在图 3-68b 的位置进行穿刺。

● **穿刺、药液注入**

在超声图像上，测量从探头表面到神经的距离，将与探头相距相同距离的大腿外侧作为穿刺部位（通常是探头外侧 2~3cm 处）。因为是在浅层的阻滞，注射针的进针角度与探头接近平行，所以较易显示穿刺针。

✎ 要点

腘窝坐骨神经的探查方式　①跷跷板征

由于坐骨神经位于腘窝的浅层，因此超声描记相对容易，但在操作熟练之前，神经与周围的肌肉组织可能很难区分。在未区分清楚神经与周围的肌肉组织的情况下，使患者的踝关节跖屈、背屈后，可以在超声图像上观察到胫神经和腓总神经活动的情况（跖屈时腓总神经、背屈时胫神经向大腿后侧的皮肤表面接近，能看到这2根神经上下交替活动，该现象被称为跷跷板征）。

腘窝坐骨神经的探查方式　②探头倾斜

大腿远端的坐骨神经向足侧方向下行而逐渐接近皮肤浅层，在腘窝褶皱的水平处最为表浅。当观察到的坐骨神经较为模糊时，将探头向头侧倾斜，超声波声束朝向足侧，使神经长轴和超声波声束垂直，这样就能清楚地观察到坐骨神经了。这种倾斜探头的操作被称为探头倾斜（tilting）。是超声引导法中的重要技术。

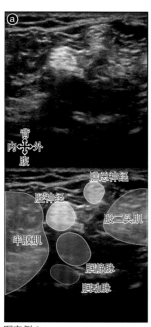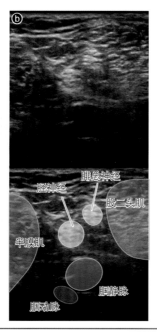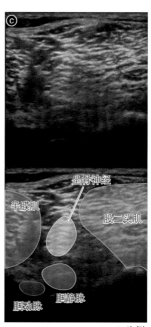

腘窝侧 ←————————————————————————→ 头侧

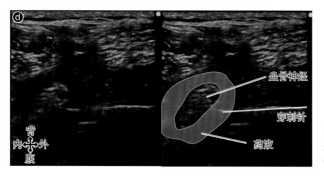

图 3-68 ● 腘窝水平（腘窝入路）
应注意图像上方是背侧（浅层），图像下方是腹侧（深层）

❶ 对穿刺部位（探头的外侧）的皮肤和皮下进行局部浸润麻醉。

❷ 用平面内法从超声探头的外侧进行穿刺（图 3-68）。使用神经刺激用的阻滞穿刺针（长 100mm 左右）。与神经刺激法联合应用，在超声图像上一边确认针头位置（图 3-68），一边进针。

❸ 分次注射局部麻醉药，对针头角度进行微调，确认药液扩散到坐骨神经周围，将坐骨神经包围起来（高回声的坐骨神经被周围低回声的药液包围形成"甜甜圈征"）（图 3-68）。

● **持续导管留置**

不管哪种入路，都可以持续导管留置。从近端入路进入时，因为深度和进针角度的影响，将导管留置于目标位置的难度较大。从腘窝入路进入时，属于表浅阻滞，较易持续留置导管。

❶ 使用可以留置导管的神经刺激针，用与单次阻滞相同的方法进行穿刺。

❷ 当针尖到达合适的部位时，注入生理盐水或局部麻醉药，在坐骨神经周围形成一定的空间，这样就可以顺利地插入导管。

❸ 拔出穿刺针后，一边用超声波进行确认，一边向导管内注入局部麻醉药，调整导管尖端的位置。一边观察坐骨神经短轴切面图，一边进行穿刺，描记出长轴切面图后确认导管的位置。导管留置长度为 3~5cm。

✎ **要点**

什么是超声引导下后方膝关节囊的浸润麻醉（iPACK）？

在人工全膝关节置换术（TKA）的术后镇痛中，希望有一种对运动功能影响较小的镇痛方法。腘动脉、后方膝关节囊间局部浸润麻醉法［local infiltration analgesia（LIA）of interspace between the popliteal artery and the capsule of the posterior knee，iPACK］由于只阻滞膝后方关节囊分出的神经终末支，因此不会引起坐骨神经的运动功能低下，对腘窝可以起到镇痛的作用。在 TKA 术后的早期恢复中，可将该阻滞作为一种选择[2-3]。

8.6 并发症

由各入路引起的并发症并不相同。掌握解剖学特征和阻滞技术的特征对于预防这些并发症具有重要的作用。

A. 骨盆内脏器的损伤

在骶骨旁入路中，针尖刺入过深可能会进入骨盆内，虽然临床上肠穿孔等并发症并不多见，但使用 MRI 研究发现，针头与骨盆内脏器（小肠、直肠、卵巢、精囊）的接触率很高[4]。

B. 血管穿刺

坐骨神经周围血管并行的情况很多，存在血管内误穿刺的可能性（参考各入路的"陷阱"）。应事先用彩色多普勒超声确认神经周围的血管，再决定针的注射路径。

另外，在抗血栓疗法中，坐骨神经阻滞是否适合与入路有关[5]。腘窝入路是浅部阻滞，由于可以进行压迫止血，因此即使在抗血小板药没有完全停药期间，也可以安全地进行。骶骨旁入路、臀下入路、前方入路属于深部阻滞，需要在抗血小板药、抗凝药停药一定时间后才能进行。

C. 神经损伤

坐骨神经阻滞是发生局部麻醉药神经内注入频率非常高的神经阻滞之一[6]。由于术后神经损伤也受神经阻滞以外的因素的影响，因此应在术前对手术技术、体位、止血带等各种因素进行综合考虑。

D. 感染

有报告表明，当进行持续的末梢神经阻滞时，在导管留置 4 天后，感染风险增加[7]。应避免不必要的长期导管留置。当怀疑刺入部位和全身发生感染时，应该立即拔除导管。

E. 摔倒

对于坐骨神经阻滞，无论选择哪种入路，都有因伴随肌张力低下而摔倒的风险。在离床和复健训练开始之前，应对肌张力低下和感觉障碍的程度做出评价。应告知患者和病房工作人员肌张力低下的风险，并提醒他们注意防止摔倒。

参考文献

[1] Perlas A, et al: Ultrasound-guided popliteal block through a common paraneural sheath versus conventional injection: a prospective, randomized, double-blind study. Reg Anesth Pain Med, 38: 218-225, 2013

[2] Thobhani S, et al: Novel Regional Techniques for Total Knee Arthroplasty Promote Reduced Hospital Length of Stay: An Analysis of 106 Patients. Ochsner J, 17: 233-238, 2017

[3] Tran J, et al: Anatomical study of the innervation of posterior knee joint capsule: implication for image-guided intervention. Reg Anesth Pain Med, 44: 234-238, 2019

[4] O'Connor M, et al: An anatomical study of the parasacral block using magnetic resonance imaging of healthy volunteers. Anesth Analg, 108: 1708-1712, 2009

[5] 「抗血栓療法中の区域麻酔・神経ブロックガイドライン」(日本ペインクリニック学会, 日本麻酔科学会, 日本区域麻酔学会 / 編), 2016 (https://anesth.or.jp/files/pdf/guideline_kouketsusen.pdf)

[6] Sondekoppam RV & Tsui BC: Factors Associated With Risk of Neurologic Complications After Peripheral Nerve Blocks: A Systematic Review. Anesth Analg, 124: 645-660, 2017

[7] Bomberg H, et al: Prolonged Catheter Use and Infection in Regional Anesthesia: A Retrospective Registry Analysis. Anesthesiology, 128: 764-773, 2018

9 足部阻滞

杉浦健之　草间宣好　太田晴子

9.1　解剖

足部阻滞（踝关节神经阻滞）是以踝关节远端的知觉阻断为目的的神经阻滞，以坐骨神经的 4 个分支（胫神经、腓肠神经、腓深神经、腓浅神经）和股神经终末支隐神经在内的 5 种神经为阻滞目标[1]。（图 3-69）

坐骨神经终末支之一的胫神经，在小腿后面与腘动静脉、胫后动静脉相伴下行，在踝关节处内踝的后方与胫后动静脉伴行。跟内侧支分出后，胫神经分为足底内侧神经和足底外侧神经，分布于足跟和足底。

腓肠神经是在腘窝处从胫神经分支而来的，在小腿后面从腓肠两头之间下行，同时也从腓总神经获取交通支。在踝关节的外踝后方与小隐静脉伴行于浅层。跟外侧支分出后，作为足背外侧皮神经分布于足外侧。

坐骨神经的另一个终末支腓总神经沿腘窝绕行腓骨后在小腿前面分成腓深神经和腓浅神经。腓深神经在胫骨前肌的外侧与胫前动脉并行至踝关节。在足背处与足背动脉并行，分布于踇趾外侧和第 2 足趾内侧。

腓浅神经在趾长伸肌和腓骨肌之间下行，在小腿远端贯穿小腿筋膜到达浅层。之后分为足背内侧皮神经和足背中间皮神经，分布于足背。

隐神经是股神经的终末支，从小腿内侧与大隐静脉并行至踝关节。部分分布于踝关节外的足内侧。

在这 5 组神经中、腓肠神经、腓浅神经、隐神经分布于踝关节水平的皮下，而胫神经、腓深神经分布于屈肌支持带、伸肌支持带的深面（图 3-69b）。

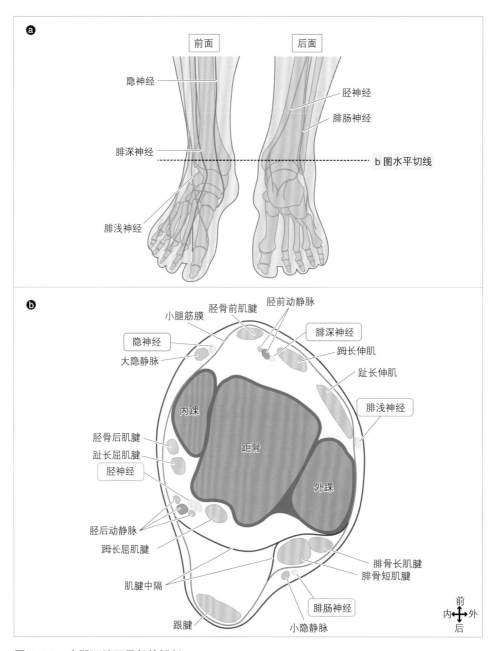

图 3-69 ● 小腿远端至足部的解剖

a. 足部阻滞时的 5 组神经的走行；b. 踝关节的切面图

图 3-70 所示为足部阻滞的皮肤和骨的感觉支配区域。

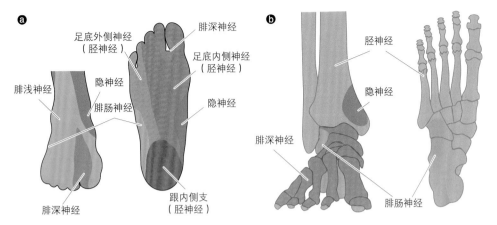

图 3–70 ● 足部的神经支配
a. 皮肤的感觉神经（皮节）；b. 骨的感觉支配（骨凿）

9.3　适用的手术

　　足部阻滞适用于足和趾的所有手术。5 组神经全部阻滞后可以阻断踝关节及远端的感觉，也可以根据手术部位进行选择性阻滞。

> ✎ **要点**
>
> **足部阻滞可以保留踝关节的运动功能**
>
> 　　在踝关节远端手术中，多选择坐骨神经腘窝入路（＋股神经阻滞或隐神经阻滞），但会出现术后肌力下降的问题。而足部阻滞是在影响踝关节底背屈的肌支分支后进行的，因此可以保留关节的运动功能。希望能够尽早离床的老年人和门诊手术的患者可以进行足部阻滞。

9.4　使用的药物

　　以术后镇痛为目的，使用长效局部麻醉药罗哌卡因（0.25%~0.75%），但应注意其起效很慢。超声引导下各神经给药 3~5ml，就有很好的效果。

9.5　方法

　　以前常使用体表标记法进行足部阻滞，而在超声引导下使用少量药液即可进行的阻滞，阻滞的确定性更高[2]。下面介绍超声引导法。通常无需并用神经刺激。

A. 胫神经阻滞

● 合适的体位、超声设备的放置

嘱患者取仰卧位，小腿外旋。将超声设备放置于医生的正对面，患者在超声设备和医生中间。

● **超声探头的选择**

主要使用高频线阵探头，也可以使用小型探头和订书机形探头。将超声视野的深度设定为 2cm 左右，并进行适当的调整。

● **预扫查**

使小腿外旋，在内踝后方（内踝正上方的高度）横向放置探头（图 3-71a）。首先，确认胫后动脉（图 3-71b）。使用彩色多普勒超声确认血管位置，在跨长屈肌和趾长屈肌之间能看到胫后动脉、胫后静脉（图 3-71c）。在胫后动静脉的后方，呈蜂窝状、高回声的就是胫神经（图 3-71b）。当不易与肌腱进行区分时，可将探头向头侧平行移动（肌腱的近端被筋膜覆盖）再进行区分。

● **穿刺、药液注入**

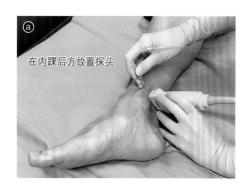

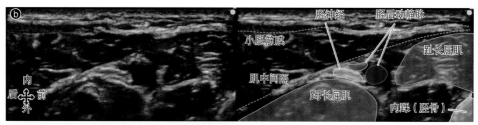

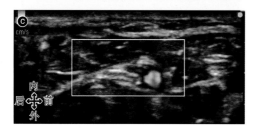

图 3-71 ● 胫神经阻滞
a. 超声探头的扫查方式；b. 胫神经阻滞的超声图像；c. 胫后动脉、胫后静脉（彩色多普勒超声）

穿刺时使用 23~25G 穿刺针（长 50mm 以下）。采用平面内法、平面外法均可。注意避免血管误穿刺，在神经周围注入药液。

B. 腓肠神经阻滞

● 合适的体位、超声设备的放置

嘱患者取仰卧位，小腿内旋。将超声设备放置于医生的正对面，患者在超声设备和医生中间。

● 超声探头的选择

使用高频线阵探头，也可以使用小型探头和订书机形探头。将超声视野的深度设定为 2cm 左右，并进行适当调整。

● 预扫查

用止血带扎住小腿近端，于外踝后方（外踝正上方的高度）横向扫查（图3-72a）。在浅层可描记出小隐静脉（图 3-72b）。腓肠神经多无法被描记出。

● 穿刺、药液注入

穿刺时使用 23~25G 穿刺针（长 50mm 以下）。采用平面内法、平面外法均可。腓肠神经多无法被描记出，但由于其与小隐静脉并行，故应注意避免血管误

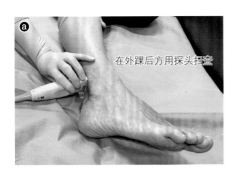

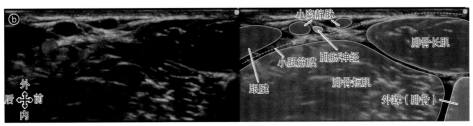

图 3-72 ● 腓肠神经阻滞

a. 超声探头的扫查方式；b. 腓肠神经阻滞的超声图像

穿刺，在小腿筋膜浅层的小隐静脉周围注入药液。

C. 腓深神经阻滞

● 合适的体位、超声设备的放置

嘱患者取仰卧位，踝关节伸展。将超声设备放置于医生的正对面，患者在超声设备和医生中间。

● 超声探头的选择

使用高频线阵探头，也可以使用小型探头和订书机形探头。将超声视野的深度设定为 2cm 左右，并进行适当调整。

● 预扫查

在踝关节前面横向放置探头（图 3-73a）。在胫骨和胫前肌或者踇长伸肌之间可描记出胫前动脉、胫前静脉，在动脉的腹侧或者外侧可观察到高回声的腓深神经（图 3-73b）。也有不能描记出腓深神经的情况。

● 穿刺、药液注入

穿刺时使用 23~25G 穿刺针（长 50mm 以下）。采用平面内法、平面外法均可。当描记出腓深神经时，在它的周围注入药液；当无法描记出腓深神经时，将

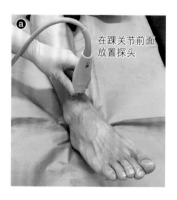

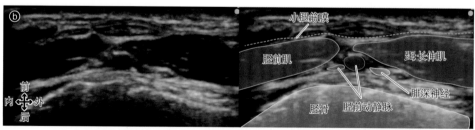

图 3-73 ● 腓深神经阻滞

a. 超声探头的扫查方式；b. 腓深神经阻滞的超声图像，在胫骨前面内侧，能观察到胫前静脉、胫前动脉、腓深神经

药液注入胫前动脉和胫前静脉附近。

D. 腓浅神经阻滞

● 合适的体位、超声设备的放置

嘱患者取仰卧位，小腿稍内旋。将超声设备放置于医生的正对面，患者在超声设备和医生中间。

● 超声探头的选择

使用高频线阵探头，也可以使用小型探头和订书机形探头。将超声视野的深度设定为 2cm 左右，并进行适当调整。

● 预扫查

在外踝前方稍头侧（膝下 2/3 左右）横向放置探头（图 3-74a）。首先，描记出胫骨和腓骨，使探头向腓骨方向（外侧）平行移动。虽然在小腿筋膜浅层可定位到高回声的小腓浅神经，但也有不易描记出腓浅神经的情况（图 3-74b）。

● 穿刺、药液注入

穿刺时使用 23~25G 穿刺针（长 50mm 以下）。采用平面内法、平面外法均可。当描记出腓浅神经时，在它的周围注入药液；当无法描记出腓浅神经时，将

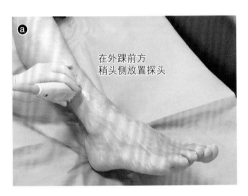

在外踝前方
稍头侧放置探头

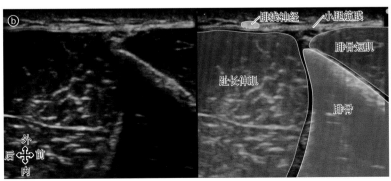

腓浅神经　小腿筋膜

腓骨短肌

趾长伸肌

腓骨

外
后　前
内

图 3-74 ● 腓浅神经阻滞

a. 超声探头的扫查方式；b. 腓浅神经阻滞的超声图像

药液注入小腿筋膜的浅层（皮下）。

E. 隐神经阻滞

隐神经阻滞可以阻滞从大腿近端内侧到小腿内侧的任意部位。在此对小腿内侧的阻滞进行说明。

● 合适的体位、超声设备的放置

嘱患者取仰卧位，小腿外旋。将超声设备放置于医生的正对面，患者在超声设备和医生中间。

● 超声探头的选择

使用高频线阵探头。将超声视野的深度设定为 2cm 左右，并进行适当调整。

● 预扫查

在大腿处可扫描出隐神经，但在小腿处扫描困难，可将并行的大隐静脉作为标志。用止血带扎紧小腿近端，使血管怒张后，大隐静脉可在皮下被触及，亦容易进行超声定位。（图 3-75）胫后动静脉、胫神经存在于深部，而大隐静脉、隐

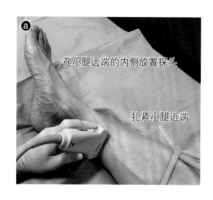

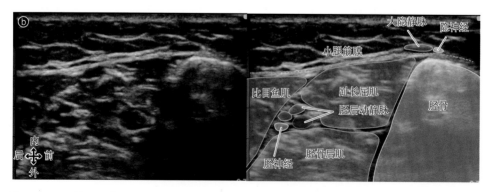

图 3-75 ● 隐神经阻滞

a. 超声探头的扫查方式；b. 隐神经阻滞的超声图像，在扎紧小腿近端使血管怒张后多可在皮下触及大隐静脉。在深部可观察到胫后动静脉、胫神经

神经存在于小腿筋膜浅层，注意不要弄错。

● 穿刺、药液注入

穿刺时使用 23~25G 穿刺针（长 50mm 以下）。采用平面内法、平面外法均可。隐神经通常与大隐静脉并行，注意避免血管误穿刺，在皮下（小腿筋膜的浅

⚠️ 陷阱

探头压紧时静脉容易压瘪而无法观察

由于静脉受压后容易压瘪，因此用力按压探头可能会导致无法显示的情况。在足部阻滞中，由于以浅层的血管作为地标，因此即使没有用力按压探头也容易使血管发生压瘪。而如果按压探头时采用"一紧一松"的方式，很容易就能确认动脉和静脉的位置。须注意握住探头的手的力度。

层）大隐静脉周围注入药液。

9.6 并发症

足部阻滞是比较容易且安全的操作[3]。虽然穿刺时有时会有不适感，但都是一过性的。曾有报道显示，即使采用体表标记法，局部麻醉药的血药浓度也比较低[4]，局部麻醉药中毒的风险较低，但在血管附近注入药液时，也要注意避免直接注入血管内。

参考文献

[1] Vandepitte C, et al：Ultrasound-guided ankle block.「Hadzic's Textbook of Regional Anesthesia and Acute Pain Management, 2nd Edition」（Hodzic A, ed），pp636-641, McGraw-Hill, 2017

[2] Chin KJ, et al：Ultrasound-guided versus anatomic landmark-guided ankle blocks: a 6-year retrospective review. Reg Anesth Pain Med, 36：611-618, 2011

[3] Russell DF, et al：Safety and efficacy of forefoot surgery under ankle block anaesthesia. Scott Med J, 59：103-107, 2014

[4] Mineo R & Sharrock NE：Venous levels of lidocaine and bupivacaine after midtarsal ankle block. Reg Anesth, 17：47-49, 1992

索引

● 英 文 ●

A

A1 滑车（A1 pulley） 77

● 中 文 ●

B

半月板损伤 29
倍他米松 6
闭孔内肌 99, 103
闭孔神经 117
臂丛神经 47, 145
变形性关节病 81
变形性膝关节病 7
变形性肘关节病 63
髌骨肌腱病 31
髌下深囊 31, 32
髌下脂肪垫 32, 33

C

尺侧腕伸肌 152
尺神经 145, 164
尺神经手背支阻滞 157, 162
尺神经阻滞 154

D

大隐静脉 209
带状疱疹 41
蛋白结合率 10, 13
骶丛神经 192
骶骨旁入路 168, 207
骶后孔 88
骶结节韧带 88, 104
骶髂关节腔 90
骶髂关节性腰臀部疼痛 85, 92
骶髂后长韧带 85, 86
地塞米松 6
丁哌卡因 6

F

腓浅神经 209
腓浅神经阻滞 215
腓深神经 121, 214
腓深神经阻滞 214
腓总神经 36, 209
分配系数 10

G

钙化肌腱炎 25
冈上肌 25, 26, 132
冈下肌下脂肪垫 133
跟腱病 125
跟腱周围炎 125
肱骨内上髁 5
肱骨外上髁 63
肱骨外上髁炎 5, 67
肱肌 72, 151
肱桡肌 161
股动脉 166, 202
股方肌 99, 200
股骨大转子 192
股骨小转子 193
股后皮神经 97
股筋膜 166
股静脉 181
股内收筋膜 176, 177
股三角 166
股深动脉 202
股神经 166, 167
股神经阻滞 168
股四头肌 29, 190

骨软骨损伤 63

关节囊 5

关节囊腱板断裂 22

腘窝 194, 211

腘窝入路 168, 211

H

黄韧带复合体 55, 131

后斜角肌 49, 51

化脓性髋关节炎 109

踝关节 7, 98

踝关节间隙 120

踝关节水肿 121

踝关节炎 120

J

肌皮神经 138, 159

肌皮神经阻滞 151, 159

即时型 LAST 12

甲泼尼龙 6

间隙阻滞 130

肩峰下滑囊 5, 26

肩峰下滑囊炎 5, 7, 24

肩峰下撞击综合征 25

肩肱关节 22, 23, 24

肩关节挛缩 22

肩关节内撞击综合征 22

肩关节周围炎 7, 47

肩胛提肌 42, 132

肩锁关节 27, 28

肩锁关节炎 27

腱板断裂 5, 25

金黄色葡萄球菌 4

筋膜间阻滞 130

筋膜液体松解 44

颈长肌 53

颈椎病 39, 45

胫后动脉 212

胫前动脉 209

胫神经 37, 216

胫神经阻滞 211, 212

局部麻醉药中毒 93, 190

距骨下关节 123

距骨下关节水肿 125

K

髋关节 109, 110

髋关节唇损伤 5

L

落枕 42

肋间臂神经阻滞 146, 147

类固醇 5

梨状肌 95, 199

利多卡因 6, 147

菱形肌 39, 40

M

拇长伸肌 152

拇短伸肌 75, 152

拇长展肌 76, 152

拇指 CM 关节病 79

N

内侧半月板损伤 34

颞肌 59, 60

P

泼尼松龙 110

Q

髂筋膜 166, 191

髂肋肌 39, 40, 133

髂腰韧带 93, 94

髂腰韧带性腰痛 93

前臂后皮神经 158, 159

前臂后皮神经阻滞 159

前臂内侧皮神经 138, 159

前臂外侧皮神经 151, 157

跷跷板征 205

氢化可的松 6

曲安奈德 128

R

桡侧腕短伸肌 152

桡侧腕长伸肌 158

桡神经 71, 138

桡神经浅支阻滞 160, 161

软骨溶解 8

S

神经周围神经旁神经鞘 129

示指固有伸肌 152

手指腱鞘 77, 78, 79

水杨酸钠待布卡因合剂 6

锁骨下动脉 47, 48, 147

锁骨下肌 48

T

弹响指 77, 78

疼痛性关节水肿 109

甜甜圈征 65

头半棘肌 44

头最长肌 45

透明质酸制剂 6

臀大肌 88, 202

臀上皮神经 104, 105

臀上神经 95, 96, 107

臀上神经性臀部痛 95

臀下部入路 168

臀下动脉 97, 197

臀下神经 97, 98

臀下神经性臀部痛 97

臀小肌 116, 117, 193

W

外侧型关节外弹响髋 114

外旋肌 151, 161

腕关节 73, 158

腕关节炎 81

腕管 73, 162

腕管综合征 73

X

膝关节囊的浸润麻醉 206

膝关节炎 29

狭窄性腱鞘炎 77

项韧带 54, 60

小腿筋膜 125, 217

小隐静脉 209, 210, 213

小指伸肌 152, 154, 158

斜方肌 39, 132

斜角肌入路臂丛神经阻
滞 143

胸廓出口综合征 47, 52

胸锁乳突肌 45, 61

Y

延迟型 LAST 12

盐酸甲哌卡因 10

腰丛神经 166, 182

腰椎椎间关节囊 133

腋窝入路臂丛神经阻滞 146

阴部神经 97, 104

隐神经 167, 176

隐神经阻滞 211, 216

Z

载药式制剂 7

枕大神经 44

跖趾关节 124

指总伸肌 152

中斜角肌 49, 142

肘关节屈曲 151, 152

肘关节炎 63

肘管综合征 65

足部阻滞 209, 210, 211

足底腱膜炎（附着部型） 127

坐骨大孔 194, 196

坐骨结节 88, 199

坐骨神经 98, 209

坐骨神经阻滞 12